AF730727

LA CHOSE TRAUMATIQUE

Textes réunis par
Franck CHAUMON et Véronique MÉNÉGHINI
(association ARECS)

LA CHOSE TRAUMATIQUE

L'Harmattan
5-7, rue de l'École-Polytechnique
75005 Paris
France

L'Harmattan Hongrie
Hargita u. 3
1026 Budapest
HONGRIE

L'Harmattan Italia
Via Degli Artisti
1510214 Torino
ITALIE

Collection *PRATIQUES DE LA FOLIE*
dirigée par Franck Chaumon

« Folie » est le nom qui désigne dans la culture ce qui fait exception à la raison commune. Le discours de la science échoue dans sa tentative de réduire la folie à la maladie mentale ou à la déficience des processus biologiques, car la raison de la science ne s'identifie pas à la raison commune, qui soutient les fictions partagées qui permettent de « vivre ensemble » le malaise dans la civilisation.

Se tenir au plus près du réel, c'est tenter d'écrire quelque chose de l'événement toujours singulier des pratiques de la folie.

© L'Harmattan, 2005
ISBN : 2-7475-8490-9
EAN : 9782747584906

Déjà parus dans la collection *PRATIQUES DE LA FOLIE*

Détours de l'objet	(collectif)
La contrainte et l'acte	(collectif)
Inhibition et cultures	Kathy Saada (dir.)
Sacrifice(s). Enjeux cliniques	La CRIEE (dir.)
Inactualité de la folie	Franck Chaumon et Catherine Machet (dir.)
Lucien Bonnafé, psychiatre désaliéniste	Bernadette Chevillion (dir.)

L'association ARECS
(Association de Recherche et d'Enseignement sur la Clinique dans son rapport au lien Social)
a publié également

Délire et construction	Franck Chaumon (dir.), aux éditions ERES

Introduction

Franck CHAUMON
Véronique MÉNÉGHINI

Peut-on encore parler de traumatisme ? La question mérite d'être posée tant le mot est galvaudé aujourd'hui et qu'il autorise les idéologies les plus diverses, les pratiques les plus contradictoires. On le retrouve partout : il est passé dans la langue courante autorisant les demandes de psychothérapies les plus variées, il fait office de supplément d'âme humanitaire dans la politique, il sert de viatique à toutes les cellules d'urgences psychologiques pour gérer les crises de toutes natures. On pourrait dire qu'il est devenu tellement répandu qu'il a perdu toute pertinence, qu'il n'est plus l'index d'aucun réel.

En quoi on se tromperait lourdement, car c'est justement son imprécision qui signe sa valeur : il fait symptôme d'un changement conséquent dans notre modernité, qui touche à la définition même de ce qu'est le monde humain. On peut remarquer ainsi qu'il désigne aussi bien l'individuel que le collectif, le sujet que le lien social. Un individu peut être l'objet d'un traumatisme, mais c'est aussi bien le cas d'un groupe et si le sujet peut être identifié d'être « traumatisé », il existe désormais des collectifs constitués à partir d'un tel trait. Le traumatisme fabrique du sujet aussi bien que du collectif. En atteste le fait que la réponse qui doit lui être apportée sera aussi bien individuelle que collective.

Ce que ce mot implique et conforte c'est bien sûr l'importance politique de la psychologie. Car si l'imaginaire qu'il charrie est fait de violence et de sang, ce qu'il désigne plus précisément est ailleurs, dans l'intimité de la personne. La souffrance désormais est avant tout une « souffrance psychologique », dont la reconnaissance est enjeu de combats juridiques récurrents : faire reconnaître cette souffrance intime, la faire passer au public, est devenu le préalable à l'ouverture des droits à réparation, selon la logique du droit des victimes. La psychologie est le modèle dominant par lequel nous appréhendons le lien social sous le signe de sa limite, de son excès nommé traumatisme.

Un autre mot fait couple avec celui-ci, c'est celui de consentement. La limite du lien social est définie à présent en premier lieu par ce à quoi le sujet consent. Ainsi les crimes sexuels sont-ils désormais ceux par lesquels un sujet a été pris comme objet de jouissance c'est-à-dire sans qu'il y ait consenti, ce qui est la définition juridique de l'abus. Harcèlement, abus, victime, s'articulent parfaitement à l'hypothèse extensive du traumatisme qui implique une nouvelle topologie du sujet dans le lien social.

Les textes que l'on va lire sont issus d'un séminaire public, qui tente de soutenir les questions auxquelles une pratique psychiatrique de secteur qui se réfère à la psychanalyse est aujourd'hui confrontée[1]. C'est un séminaire nécessairement polyphonique, au sens où divers points de vue sont sollicités. Le public étant en premier constitué de praticiens du champ de l'enfance, on conçoit sans peine que le « traumatisme » soit un thème de débats voire d'affrontements particulièrement vifs. « L'enfant » est en effet par excellence un être menacé de traumatisme, et les politiques publiques qui ne cessent de se soucier de son « intérêt » ont trouvé avec ce mot de quoi légitimer toutes les anticipations protectrices, toutes les actions réparatrices. La rumeur du monde contemporain actualise cette grande peur, tant du côté des violences que l'enfant subit (maltraitance, pédophilie), que de celles dont il menace la paix sociale (le sauvageon des cités). Devant l'angoisse que suscite la question de la violence et du sexe que l'enfant porte pour notre monde contemporain, les politiques se précipitent le plus souvent dans l'activisme des réponses techniques, qui sont en premier lieu juridiques et psychologiques. Il faut produire

[1]Il se tient à Evry. L'Association de Recherche et d'Enseignement sur la Clinique dans son rapport au lien Social (ARECS) a déjà publié un précédent séminaire : F. Chaumon (dir.), *Délire et construction*, Erès, 2001.

des réponses, selon des protocoles normés, et sous la menace omniprésente de la responsabilité juridique. Du fait de cette actualité prégnante, il fallait aborder deux figures majeures de cette passion des réponses, celle du signalement à la justice des violences faites à l'enfant et particulièrement des violences sexuelles, et celle des procédures de « debriefing » des traumatismes qui fondent la légitimité d'intervention des cellules psychologiques d'urgence. Deux textes s'y attachent spécialement. Mais la violence dont on crédite les jeunes des cités, ou dont on veut les protéger ne saurait être simplement réduite à une affaire d'intimité psychologique, à quelque chose comme une dégradation supposée de leur organisation subjective sans poser la question du rapport du trauma à l'histoire et à la violence. Paraphrasant une formule célèbre, on pourrait dire que la psychologie est à cet endroit requise à poursuivre la guerre par d'autres moyens.

Lacan s'est particulièrement attaché à ruiner la représentation d'une psychanalyse occupée à traiter dans l'enceinte privée du cabinet de l'intimité du sujet, opposée à la civilisation comme telle. L'inconscient c'est le discours de l'Autre, et c'est pourquoi ce que nous avons de plus singulier, nous est si radicalement *extime*. A sa manière, l'agitation contemporaine autour du traumatisme en est la démonstration, elle démontre que la topologie subjective n'est pas celle d'une discontinuité d'avec le lien social, mais c'est pour promouvoir sa réduction dans une politique de gestion « collective » des souffrances « subjectives ». Raison de plus pour affirmer une éthique de la psychanalyse qui parte non pas de ce qui fait continuité, de ce qui fonctionne pour tous et chacun, mais de ce qui ne marche pas, de ce qui fait butée à la fois pour le sujet et pour le politique, du réel de la chose traumatique.

L'acte de parole

A propos de l'obligation de dénonciation des abus sexuels

Franck CHAUMON

L'IMPÉRATIF DE PAROLE

Le crime sexuel implique aujourd'hui l'impératif de parole. Il faut parler, tel est le commandement nouveau qui s'impose à chacun. C'est d'abord une obligation juridique qui s'impose dorénavant à quiconque prend connaissance d'un tel crime, mais c'est aussi un idéal normatif pour la victime et pour le criminel. Dire le crime – dont on est témoin, que l'on a subi, ou que l'on a perpétré – c'est se conformer à la fois à ce qui est juste et à ce qui est bien. Il faut parler, et parler sans délai car le moindre suspens passe pour complicité avec les forces du silence.

Sans doute cet idéal est-il d'autant plus bruyamment énoncé qu'il succède à l'extraordinaire silence qui a recouvert ces actes parfois si monstrueux, si familiers et pourtant si communs dont nous avons pris désormais la mesure. L'impératif de parole, dans son caractère souvent violent et parfois obscène, s'affirme en lieu et place de la chape de plomb qui étouffait hier les cris des enfants. Un tel « renversement en son contraire » nous donne à penser que nous avons assisté moins à une levée du refoulement qu'à son déplacement sous la forme de la servitude volontaire si douce au surmoi, qui n'hésite pas à faire payer au prix fort la jouissance entrevue pour maintenir un refus de savoir. Qu'est-ce donc qu'il s'agit de ne pas savoir sinon la sexualité infantile qui fut le scandale freudien majeur et qui reste aujourd'hui l'épouvantail des ligues de vertu qui, de marches blanches en pétitions bien pensantes, continuent de participer au refoulement partagé ? Ne pas savoir de quoi est faite la sexualité humaine et comment les enfants y sont conduits – séduits et traumatisés disait Freud, trahis et abusés disait Ferenczi – voilà ce qui hier nous empêchait de reconnaître l'incroyable ampleur des violences sexuelles faites aux enfants, et ce qui aujourd'hui alimente une certaine passion délatrice.

C'est dans ce climat où les idéaux se changent en surmoi que les professionnels de l'enfance se sont trouvés pris à partie. Comme à chaque citoyen, il leur a été demandé de parler, mais cette obligation s'est imposée à eux plus qu'à quiconque. La raison en est simple, quoique le plus souvent méconnue, c'est que le soupçon porte désormais sur eux-mêmes puisque l'on dit que c'est parmi ceux dont le métier concerne les enfants que l'on rencontre le plus de « pédophiles ». La surdité d'hier aux violences dont l'enfant pouvait être l'objet, et qui était corrélative de la grande politique de délégation d'assistance et d'éducation mise en place pour pallier les carences des familles, s'est retournée aujourd'hui en soupçon généralisé à l'égard de toute personne « ayant autorité » sur l'enfant.

Il faut donc en premier lieu dire, dénoncer, révéler. Et puis il faut parler, parler au singulier pour soulager ce qui est par avance défini comme traumatisme, et parler collectivement pour soigner le malaise dans la civilisation que causerait nécessairement un tel événement. Cet idéal de parole concerne d'abord la victime, qui doit dénoncer (à l'instance judiciaire) et dire sa souffrance (à l'instance thérapeutique). Il s'impose aussi à tout témoin, qui sinon devient complice. Il oblige enfin l'acteur, le criminel, qui doit parler pour le bien de la victime (reconnaître son crime) mais aussi pour son propre bien car il est supposé malade et a souvent été lui-même victime dans son enfance. Cet idéal de parole généralisée fait désormais consensus, il est le viatique obligé d'une paix sociale retrouvée.

Comme si le contraire du silence était la parole. L'impératif de parole en vérité évite un premier temps, celui qui pourrait être instauré après que le silence soit apparu comme tel, un temps pour interroger après-coup ce silence, pour tenter d'en rendre raison. Car s'il y a un savoir dont il n'a pas été fait cas, c'est bien celui-là : nous avons appris que la société, constituée selon un idéal d'enfance fondateur du projet républicain rousseauiste (le mythe de *l'Emile*), était le lieu d'une violence sexuelle entre les générations. Le crime sexuel à l'égard des enfants, à partir du moment où il a été nommé comme tel dans le Code pénal, s'est révélé crime banal, crime généralisé, constituant près de la moitié des crimes jugés aux assises. Plus encore, ce crime nouveau, le plus horrible selon l'opinion d'aujourd'hui, est un crime dont les auteurs sont des hommes ordinaires, des citoyens quelconques. Il y avait donc une méconnaissance majeure, une illusion partagée dont le voile s'est déchiré brutalement, ouvrant sur des abîmes monstrueux, personnifiés par la figure d'un Marc Dutroux. Faute d'interroger cette méconnaissance, la cohésion sociale s'est reconstituée sur une logique du soupçon et du devoir de dire. Plutôt que de prendre acte de ce fait[1], le refoulement s'est restauré sous le chef d'un surmoi qui fait se profiler à l'horizon l'idéal de transparence, avec ses experts du ministère de l'Amour[2].

C'est sur cette toile de fond qu'il convient de situer l'impératif de signalement qui s'est imposé dans le champ de l'enfance, et qui nous semble avoir pesé lourdement sur la pratique de nombreux professionnels. En premier lieu certes sur ceux qui travaillent dans le domaine de la protection juridique de l'enfance ou de la protection maternelle et infantile, mais aussi bien sur les thérapeutes du champ sanitaire, pédiatrique ou médico-psychologique. On a pu entendre dire que certains hésitent à recevoir seuls des enfants, voire consultent parfois porte ouverte – comme le font ces enseignants d'université aux Etats-Unis qui craignent la dénonciation pour harcèlement sexuel – et plus fréquemment encore qu'il existe dans de nombreuses institutions soignantes une politique de dénonciation systématique des maltraitances et abus sexuels, telle qu'elle semble abolir par principe l'espace même du secret.

On pourrait croire que les psychanalystes, en tout cas dans leur pratique privée, ne sont pas soumis aux mêmes impératifs, ou pour le moins qu'ils les affrontent avec plus de discernement. En réalité ils

[1]F. Chaumon, « Le pédophile, notre frère », in M. Palacios (éd), *Enfants, sexe innocent ? – Soupçons et tabous*, Autrement, janvier 2005, et F. Chaumon, « La double face du crime », in *La recherche à l'heure de la psychanalyse*, PERU, Presses Universitaires de Rennes, 2004.

[2]Georges Orwell, *1984*, Folio.

font preuve, lorsqu'ils en parlent, d'une grande méconnaissance des textes de loi, assurant que cela ne les concerne pas – persuadés qu'ils sont de l'extraterritorialité de la psychanalyse – ou avouant à l'inverse sans vergogne leur pratique du signalement, conforme, assurent-ils, à la nécessaire inscription de la cure dans le cadre de « la loi ».

Lorsque l'on interroge les praticiens sur cette question du signalement des « crimes et délits d'agression sexuelle sur mineurs de 15 ans », on obtient généralement la réponse suivante : nous avons obligation de dénoncer sans délai ces actes lorsque notre profession nous amène à en avoir connaissance. Et l'on ajoute que, là où auparavant le secret médical permettait de récuser la demande du juge, la loi non seulement nous interdit de nous retrancher désormais derrière cette disposition du secret, mais nous impose de prendre les devants en les dénonçant. Ainsi, dans le secret de la consultation ou de la séance, l'évocation par un enfant de sévices qu'il subit ou par un patient adulte de crime qu'il commet, devrait induire que le praticien se précipite sur son téléphone pour appeler séance tenante le Procureur de la République.

Cette opinion participe du climat de soupçon entretenu par la grande passion médiatique des affaires dites de pédophilie. Elle est erronée quant au droit, et participe donc de la méconnaissance que nous avons relevée. Certes la situation juridique est complexe, et naïf serait celui qui croirait que le droit est fait d'un seul bloc, sans contradictions ni luttes intestines, sans débat permanent à propos de l'interprétation de « l'esprit de la loi » comme le montre la jurisprudence. Il nous a paru nécessaire dans un tel contexte d'exposer le plus rigoureusement possible la situation juridique actuelle, pour récuser les interprétations fautives répandues et contrecarrer le véritable climat de délation qui règne dans certaines institutions. Ce faisant, il sera possible de clarifier les choix qui s'imposent à tout praticien, c'est-à-dire de distinguer la question juridique de la question éthique. La dénonciation pourra ainsi mieux apparaître pour ce qu'elle est pour le praticien, un acte de parole. A lui de savoir au nom de quoi il le pose ou s'y refuse.

L'OBLIGATION DE SE TAIRE

Contrairement à une opinion largement répandue, le secret professionnel (secret médical, devenu secret professionnel dans le nouveau Code pénal[3]) n'est pas un droit octroyé à des catégories de personnes du fait de leur exercice, et il n'est pas davantage un pouvoir : c'est une obligation, un devoir qui s'impose absolument. Il faut insister sur ce point car très fréquemment c'est la dimension de pouvoir qui est mise en avant (particulièrement le pouvoir médical), et les magistrats sont les premiers à souligner cet aspect, interprétant le refus de parler comme une entrave à l'exercice de la justice. Il est certes évident qu'un tel droit de se taire peut représenter pour une catégorie professionnelle un pouvoir dans la mesure même où il vient limiter l'emprise de la justice qui s'impose par principe à tous. Mais l'essentiel n'est pas là : le secret professionnel est une obligation, et c'est la rupture de ce secret qui est une faute grave, punie lourdement par le Code pénal et les juridictions ordinales.

Or, non seulement le secret médical n'a pas été diminué par le nouveau Code pénal, mais il a été étendu à toutes sortes de professions ou de missions, et aggravé dans ses sanctions. En voici le libellé actuel :

Article 226-13 CP (Code pénal). *La révélation d'une information à caractère secret par une personne qui en est dépositaire soit par état, soit par profession, soit en raison d'une fonction ou d'une mission temporaire, est punie d'un an d'emprisonnement et de 100.000 francs d'amende.*

Cette obligation au secret, qui visait principalement le corps médical, a donc été très largement étendue par le nouveau Code pénal, à tous ceux dont l'état (les ministres du culte), la profession ou la mission même temporaire les conduisait à être dépositaires d'un tel secret[4]. Ce qui est visé par le secret ne se limite pas au seul objet de la mission. Le Code de déontologie médicale le précise :

---

[3]Le nouveau Code pénal, venant en place du code instauré par Napoléon, date de 1994. Il est celui qui a donné existence juridique aux crimes sexuels sur mineurs.

[4]En général, des lois et des règlements particuliers précisent les professions astreintes au secret. Il revient au juge de qualifier ce qui relève de la mission protégée lorsque la loi est muette.

Article 4. *Le secret professionnel institué dans l'intérêt des patients, s'impose à tout médecin dans les conditions établies par la loi. Le secret couvre tout ce qui est venu à la connaissance du médecin dans l'exercice de sa profession, c'est-à-dire non seulement ce qui lui a été confié mais aussi ce qu'il a vu, entendu ou compris.*

La définition du secret est ainsi liée à ce que l'on définit comme territoire privé, qui a été de longue date circonscrit par diverses dispositions comme celle par exemple touchant le caractère inviolable de la correspondance privée. Secret, du latin *secretus,* séparé, secret, est le participe passé du verbe *secernere* qui signifie écarter. Ecarter, mettre à l'écart d'autrui, le geste est le même que celui qui fonde le territoire privé, qui est avant tout l'espace dont autrui est privé[5]. Le secret contribue à définir un espace privé qui s'instaure juridiquement par privation. La partition de l'espace se répète dans la séparation des juridictions correspondantes désignées jadis de deux termes très parlants : le *for externe* relevait de la justice des hommes tandis que le *for interne* était placé sous le seul regard de Dieu via son Eglise (droit Canon), dont le secret de la confession reste aujourd'hui encore le représentant.

Il y a donc un espace privé dont la protection – il faut le souligner – est une prérogative d'Etat. En effet, ce n'est pas en raison d'un dommage que la rupture de cet espace privé serait répréhensible et qu'il devrait être réparé, c'est pour la société le principe même de cet espace qui importe et qui est garanti comme tel par le droit. C'est l'ordre public qui est protégé dans la préservation de l'espace privé, non un particulier. C'est ce qu'illustre le fait que la rupture du secret est une *infraction formelle* : la simple révélation du secret est punissable sans même qu'il soit nécessaire de prouver qu'il en a résulté un dommage pour quiconque. C'est la raison pour laquelle la plupart des systèmes juridiques refusent explicitement de fonder l'obligation au secret sur l'existence d'un contrat entre le professionnel et la personne concernée. C'est aussi pourquoi il n'est pas au pouvoir de la personne concernée de délier le professionnel de

---

[5]La définition de la propriété privée indique bien en creux ce geste de soustraction à la jouissance de l'autre puisqu'elle réserve cette jouissance à un seul, absolument. Art. 544 du Code civil : « La propriété privée est le droit de jouir et de disposer des choses de la manière la plus absolue, pourvu qu'on n'en fasse pas un usage prohibé par les lois ou les règlements. »

son secret, une telle rupture n'a pas de conséquences sur les seuls partenaires du contrat, mais elle implique l'ordre social comme tel. Ce n'est donc pas la qualité du secret, son importance ni même les effets de la rupture du secret qui importent, c'est le secret lui-même qui compte. Comme le dit A. Frizon-Roche : « Le secret, c'est ce qui recouvre l'objet, ce n'est pas l'objet. »[6]

Si l'on définit ainsi deux espaces, l'un privé et l'autre public, on comprend la raison pour laquelle ceux dont la profession est d'aller de l'un à l'autre, de franchir les limites qui les circonscrivent, soient soumis à des conditions particulières au regard du droit commun. Pour ceux-là l'infraction sera définie juridiquement de manière à assurer la distinction des espaces. Les professions qui ont à connaître du territoire privé du fait même de leur exercice doivent être contraintes afin que cette séparation soit préservée. C'est l'Etat qui garantit cette contrainte et qui limite les conditions d'exercice des professions qu'il a lui-même préalablement garanties (par la réglementation de leurs conditions d'exercice, ou par la définition de la mission). C'est donc avant tout pour prévenir l'effet de dissolution des espaces, participant de l'ordre social, que la règle du secret s'impose à ces professionnels.

Cette contrainte du secret est absolue, le professionnel en est strictement prisonnier. D'autres que lui peuvent en disposer – par exemple la personne elle même ou le juge – mais lui-même ne le peut jamais, il n'y a aucune exception. C'est en ce sens que l'on dit que le secret professionnel est un secret absolu : le sujet ne peut se délier lui-même de ce secret. La possibilité qui est octroyée au professionnel de pénétrer l'espace privé se paye donc d'une interdiction dont l'Etat est le garant : l'obligation de se taire. Il subit une limitation de son pouvoir en conséquence de son privilège.

Il faut insister sur le fait que le secret prévaut sur toute autre considération, au point que la règle s'impose contre des considérations fondées sur une autre logique, voire contre le bon sens apparent. Ainsi, si l'on conçoit volontiers que le médecin doive garder secret ce dont il a eu connaissance, on pourrait considérer que cette obligation ne s'applique pas s'il est question de faits qui impliquent des tiers et mettent en péril l'ordre public. On sait qu'il n'en est rien, et que ce point est constamment réaffirmé par la jurisprudence : le fait qu'un

---

[6]Anne-Marie Frizon-Roche, *Secrets professionnels,* Autrement éditions.

patient soit porteur de maladie contagieuse et fait par conséquent courir des risques à ses proches, n'autorise en rien le médecin à prévenir ceux-ci du danger qu'ils courent. Non seulement il n'y est pas autorisé, mais s'il le fait il sera précisément condamné au titre de la rupture du secret médical. L'affaire est entendue de longue date et a été débattue en particulier lors de l'instauration du certificat prénuptial qui comportait pourtant une dimension de santé publique. Le médecin qui dans ce cadre constate une affection (c'était particulièrement à l'époque le cas de la syphilis) n'a absolument pas le droit de prévenir le futur conjoint du danger qu'il court, même si son patient refuse de se soigner. Il doit s'efforcer de convaincre le malade de se soigner et d'en prévenir lui-même son partenaire, mais ne peut absolument pas se substituer à lui dans cet acte (le secret est absolu). Cette question est redevenue d'actualité lors de l'épidémie de Sida, et a été jugée à chaque fois dans le même sens.

Si à présent il ne s'agit pas de maladie mais d'un danger encouru et dont le praticien de par sa profession aura eu connaissance, et notamment de crime (patient blessé par arme par exemple) il doit garder le secret. C'est ce qui explique que, à la différence de ce que l'on voit dans certains films policiers américains des années 30, un quelconque truand n'a pas besoin de trouver un médecin véreux pour être soigné sans être signalé immédiatement à la police.

Reste le cas où le médecin apprend qu'un autre crime risque être commis ; dans ce cas, le praticien peut rompre le secret, mais il n'a pas obligation de le faire. Il le peut, c'est-à-dire que s'il le fait il n'encourra pas de poursuite pour avoir rompu le secret. On voit que même dans le cas d'un crime à venir, la règle dominante est le secret ; l'exception à la règle se nomme dérogation, ce que nous envisagerons par la suite.

Insistons encore sur le caractère premier de l'obligation au secret et sur son fondement. On sent bien qu'elle s'inscrit dans la tradition hippocratique, dans l'idée du « colloque singulier » et dans le respect des choix du sujet, fussent-ils ceux de la maladie. En regard de celle-ci, vient s'affirmer la préoccupation de santé publique, laquelle glisse volontiers vers la tentation de maîtrise et de sécurité hygiéniste. Très régulièrement, des élus ou des experts proposent des mesures coercitives pour contraindre ceux qui ne se soignent pas à le faire, soit au titre du risque encouru par les autres (contagion) soit à celui des dépenses indûment supportées par tous. Il faudrait contraindre certains à se soigner, à cesser leurs conduites à risque, et à informer leurs victimes potentielles (les proches, les collègues) du danger qu'elles représentent pour leur santé[7].

Les psychanalystes savent bien après Freud de quelle nature est cette *furor sanendi* qui conduirait volontiers certains – pour peu qu'ils en aient le pouvoir – à faire le bien des malades contre eux-mêmes. Cette « réaction thérapeutique négative » qui suscita le concept de pulsion de mort fait signe en effet d'une jouissance inquiétante pour la communauté. Le moins que l'on puisse dire est que la tentation est grande aujourd'hui d'interdire la jouissance (!) – le tabac, l'alcool, les conduites « pathogènes » – et notre moderne société du risque zéro ne cesse de caresser ce rêve orwellien. Mais il faut néanmoins souligner avec force jusqu'à présent que la doctrine juridique française est claire et constamment réaffirmée : le secret est premier et absolu.

Si l'espace privé est ainsi protégé, on devine cependant que sa délimitation n'est pas immuable et que ce qui est déterminé comme privé n'est pas intangible à travers les siècles. Le droit de regard de l'Etat s'est étendu à des territoires situés jusque-là hors de son champ légitime d'intervention. C'est le cas en particulier dans les dernières décennies pour le domaine de l'enfance. On peut dire que l'enfant appartient de moins en moins à l'espace privé de la famille et que les interventions des cohortes multiformes de professionnels de l'intime sont de plus en plus légitimées par un « intérêt de l'enfant » dont l'Etat se déclare garant. Paradoxalement, ce sont parfois les individus eux-mêmes qui sont les premiers acteurs de cette dissolution du privé comme le montre l'histoire du mouvement gay aux Etats-Unis. C'est en effet au nom de droits nouveaux que ce qui était privé a été mis sur la place publique, à savoir les pratiques sexuelles des homosexuels, de manière à lutter contre la discrimination dont ils étaient l'objet. Léo Bersani, théoricien foucaldien nord-américain, en a donné la formule ramassée en en faisant un slogan : « La personne, c'est la politique. » C'est aussi autour de cette figure de l'enfance que, dans la loi de 1998 concernant les délinquants sexuels ont été inclues non seulement une

[7]Dans certains pays, les pédophiles condamnés ont obligation, à la sortie de prison, de faire connaître les motifs de leur condamnation à leur voisinage.

contrainte aux soins mais également une levée du secret médical pour les thérapeutes qui reçoivent les patients dans ce cadre contraint[8].

DÉROGER

Les deux espaces privé et public sont donc distincts mais la limite qui les sépare est sans cesse l'enjeu de conflits renouvelés, pour des raisons de structure. Le public menace le privé comme le montre la visée totalitaire, mais le privé menace tout autant le public comme Freud l'a établi et comme l'a si bien montré Orwell. Le droit enserre l'espace privé avec des interdits qui sont définis comme bornes à ne pas franchir et qui manifestent le danger virtuel que représente, pour le collectif, le désir du sujet laissé à lui-même. Le crime matérialise cette menace permanente du lien social par la jouissance sans frein d'un seul. Le crime est puni, à la mesure dont il menace le collectif.

La complicité à l'égard du crime l'est également. Autrement dit, la non-dénonciation de crime est punissable, ainsi que la non-dénonciation de la menace de crime.

Article 434-1 CP. *Le fait pour quiconque ayant eu connaissance d'un crime dont il est encore possible de prévenir ou de limiter les effets, ou dont les auteurs sont susceptibles de commettre de nouveaux crimes qui pourraient être empêchés, de ne pas en informer les autorités judiciaires ou administratives, est puni de 3 ans d'emprisonnement et de 300.000 francs d'amende.*

C'est dans ce cadre, les agressions sexuelles ayant été requalifiées par le nouveau Code pénal, que se place la question de la dénonciation des agressions sur mineurs.

---

[8]L'injonction de soins peut faire partie du suivi socio-judiciaire, instauré par la loi du 17 juin 1998 relative à la prévention et à la répression des infractions sexuelles. Dans ce cadre, le thérapeute se voit significativement délié de l'obligation du secret : (Art. L. 3711-3 du Code de la santé.) Le médecin traitant est habilité, sans que puissent lui être opposées les dispositions de l'article 226-13 du Code pénal, à informer le juge de l'application des peines ou l'agent de probation de l'interruption du traitement. Lorsque le médecin traitant informe le juge ou l'agent de probation, il en avise immédiatement le médecin coordonnateur. Le médecin traitant peut également informer de toutes les difficultés survenues dans l'exécution du traitement le médecin coordonnateur qui est habilité, dans les mêmes conditions qu'à l'alinéa précédent, à prévenir le juge de l'application des peines ou l'agent de probation. Le médecin traitant peut également proposer au juge de l'application des peines d'ordonner une expertise médicale.

Article 434-3 CP. *Le fait pour quiconque ayant eu connaissance de mauvais traitements ou privations infligées à un mineur de 15 ans ou à une personne qui n'est pas en mesure de se protéger en raison de son âge, d'une maladie d'une infirmité, d'une déficience physique ou psychique ou d'un état de grossesse, de ne pas en informer les autorités judiciaires ou administratives, est puni de 3 ans d'emprisonnement et de 300.000 francs d'amende.*

Cette obligation de dénoncer est absolue. Elle est ancienne et s'impose à tous sauf, il faut le noter, les parents en ligne directe, les frères et sœurs et les conjoints. Ce qui est nouveau, c'est que dans le cas des mineurs cette restriction ne vaut plus, de sorte que les parents – la mère le plus souvent – ne sont plus exceptés de l'inculpation de complicité. En pratique, la mise en examen des mères complices de mauvais traitement de la part du père ou beau-père est désormais acquise. Soulignons que cette modification témoigne de ce que nous indiquions, à savoir la modification sensible de l'espace privé, le secret des familles étant considéré jusque-là comme prenant le pas sur l'impératif de sécurité publique quand le criminel était de la famille. Ce n'est plus le cas désormais.

Qu'en est-il dans le cas où des professionnels ont à connaître de tels crimes dans le cadre de leur exercice ? La loi est précise et sans ambiguïté. Dans ces cas :

Article 434-1 CP, dernier alinéa. *Sont exceptées de ces dispositions les personnes astreintes au secret dans les conditions prévues par l'article 226-13.*

Ceci signifie que les personnes astreintes au secret professionnel ne seront pas poursuivies si elles révèlent ce qu'elles ont appris dans le cadre de leur pratique. Elles le peuvent, c'est-à-dire elles ne seront pas poursuivies pour avoir rompu l'obligation au secret qui s'impose à elles. Elles le peuvent, mais il n'est absolument pas écrit qu'elles le doivent, contrairement à ce qui se dit et s'écrit bien souvent. Pour ce qui concerne les mineurs, voici le texte de loi :

Article 226-14. *L'article 226-13 n'est pas applicable dans les cas où la loi impose ou autorise la révélation du secret. En outre il n'est pas applicable :*

1) A celui qui informe les autorités judiciaires ou administratives de sévices ou de privations dont il a eu connaissance et qui ont été infligées à un mineur de 15 ans ou à une personne qui n'est pas en mesure de se protéger en raison de son âge ou de son état physique ou psychique.

C'est évidemment le point délicat dans la mesure où il a donné lieu à jurisprudence de manière contradictoire dans le climat passionnel de révélation des violences faites aux enfants. Pourtant il convient de s'en tenir au texte – et cette lecture est toujours actuelle – selon lequel les professionnels peuvent déroger à la règle du secret. Ils peuvent, et non pas ils doivent.

En témoigne par exemple la plaquette spécialement éditée par les Ministères de la santé et de la solidarité : *La prise en charge des enfants victimes d'abus sexuels (L'intervention du pédopsychiatre).* « Les personnes tenues au secret sont exclues de l'article 434-3 qui prévoit une obligation de dénonciation ce qui signifie que la décision de signalement est laissée à la seule conscience de ces personnes » (annexes, p 63). Le ministre de la justice, présentant le nouveau texte, avait d'ailleurs tenu à préciser l'intention du législateur : « Il a estimé que ces derniers (les médecins) ne devaient pas être obligés, sous peine de sanctions pénales, de signaler les mauvais traitements, afin d'éviter que les auteurs de sévices n'hésitent à faire prodiguer à l'enfant les soins nécessaires par crainte d'être dénoncés. »[9] Il est donc faux de prétendre que les dénonciations de sévices à enfants sont obligatoires pour les professionnels à qui s'applique l'obligation du secret.

Mais il faut souligner toutefois qu'il se trouve un cas où la loi en dispose autrement, et c'est celui des travailleurs sociaux de l'Aide Sociale à l'Enfance dont la situation est régie par le Code de l'action sociale et des familles (article L-221-6), qui oblige toute personne participant aux missions de l'Aide sociale à l'enfance de transmettre sans délai au président du Conseil Général ou au responsable désigné par lui toute information nécessaire pour déterminer les mesures dont les mineurs et leur famille peuvent bénéficier en particulier pour ce qui touche aux mineurs susceptibles de faire l'objet de mauvais traitements. Ces personnels *doivent* signaler et ne peuvent opposer à cette obligation le secret professionnel auquel ils sont pourtant par ailleurs astreints.

Il est clair que cette disposition particulière place les personnels de l'action sociale du côté de la tradition hygiéniste du souci de santé

[9]Circulaire du 4 mai 1993 du ministre de la Justice, n° 332.

publique et du devoir d'ordre public, plus que de la tradition médicale et de celle qui régit à présent l'ensemble des professionnels soumis au secret.

NON-ASSISTANCE À PERSONNE EN PÉRIL

Il faut à présent compléter et compliquer le tableau par un autre article du Code pénal, lequel a pu induire l'idée d'une contrainte absolue de dénonciation. Très régulièrement dans les procès c'est en effet l'article codifiant la non-assistance à personne en péril qui en vérité a pu donner lieu à condamnation.

Article 223-6 CP. *Quiconque pouvant empêcher, par son action immédiate, sans risque pour lui ou pour les tiers, soit un crime, soit un délit contre l'intégrité corporelle de la personne s'abstient volontairement de le faire, est puni de 5 ans d'emprisonnement et de 500.000 F d'amende.*

Sera puni des mêmes peines quiconque s'abstient volontairement de porter à une personne l'assistance que, sans risque pour lui ou pour les tiers, il pouvait lui prêter soit par son action personnelle, soit en provoquant un secours.

L'obligation d'assistance à personne en péril est absolue et ne connaît aucune dérogation. Elle s'impose évidemment par excellence à ceux que leur profession désigne pour procurer les soins et porter assistance.

Les deux obligations – celle du secret et celle de l'assistance à personne en péril – sont très souvent opposées dans les procès. En effet, porter secours *peut* imposer la levée du secret. Pourtant, il n'y a aucune ambiguïté à cet endroit : « Si la seule manière de porter assistance est de déroger au secret professionnel, le professionnel ne peut s'y soustraire. »[10] Autrement dit, s'il n'est pas possible de protéger l'enfant autrement qu'en levant le secret, alors cette dérogation devient obligation. C'est à ce titre, et à ce titre seulement, que l'obligation de porter assistance à un enfant maltraité implique la dénonciation.

Les deux obligations peuvent s'avérer contradictoires, mais ne le sont pas nécessairement. « En cas de maltraitance et notamment

---

[10]Carol Jonas, « Le secret professionnel en pratique quotidienne », Laboratoires Lundbeck éd., mars 1998, p. 34.

d'abus sexuel sur un enfant dans un cadre familial ou institutionnel [...], le médecin peut agir efficacement si son action permet de séparer la victime de l'agresseur potentiel. Il n'est alors pas tenu de déroger à la règle du secret. »[11] Pour ce faire, il lui suffit de prendre des mesures de protection qui n'impliquent pas la rupture du secret, au moins dans un premier temps. Nombre de médecins généralistes et de pédiatres décident ainsi d'une hospitalisation de l'enfant, faisant par là même cesser la menace imminente et portant assistance à l'enfant maltraité, tout en laissant à la charge du service hospitalier la décision ultérieure éventuelle de signalement. Il y a en effet deux temps à distinguer résolument. Le temps du danger : l'assistance à personne en péril ne souffre aucun délai. Et le temps de la parole publique (la question du signalement) qui relève d'une autre temporalité, celle de la clinique et de son éthique.

SE TAIRE ET PARLER SOUS TRANSFERT

Il fallait effectuer ce détour juridique précis pour contribuer à dissiper le voile imaginaire de l'idéologie de la dénonciation qui domine ordinairement la clinique des mauvais traitements. Nous pouvons à présent à partir de notre expérience de psychanalyste avec des enfants, tenter de reprendre la question clinique.

Autant certains analystes acceptent voire revendiquent un impératif de dénonciation qu'ils croient référé à la loi, autant l'opinion qui prévaut parfois chez les mêmes selon laquelle le traumatisme, en tant qu'événement ne les concerne pas. La raison invoquée tient au processus analytique même : l'après-coup étant ce qui distingue le processus analytique, l'actualité – et donc l'actualité du « traumatisme » – ne les concerne pas. La cure étant une cure de parole, c'est dans le temps du dire que se trouve nécessairement transposé ce qui, du coup, appartient au passé. Cette position de principe s'identifie à la méthode et à l'éthique de la psychanalyse.

On peut pourtant remarquer qu'il est fréquent que, pendant la durée d'une cure, des événements dans l'existence de l'analysant fassent irruption dans sa parole. Liens passionnels, conflits du travail, agressions, guerres, mis en mots dans la séance, impliquent l'analyste dans le transfert et mettent à mal la figure de la « neutralité » supposée de l'analyste. Le soupçon de complicité et de trahison de l'analyste,

---

[11] *Id.*

formulé par Ferenczi dans un article célèbre[12] est d'abord à entendre comme interrogation du statut de cette « neutralité ».

La question se pose par excellence lorsqu'il s'agit d'enfants. En effet, l'arbitraire de l'Autre, sa puissance absolue face à laquelle il n'est nulle préparation constitue la position structurale de l'enfant à son entrée dans le monde. Que le sujet dépende d'abord du prochain, qu'il soit soumis à son arbitraire acéphale est un premier temps logique que l'on doit supposer avant même la quête du sens phallique qui réordonne ce chaos premier. En-deçà de l'énigmatique ou de l'insensé – qui indique déjà un point de vue du sens – c'est la dépendance radicale qui préside à ce moment. De ce point de vue, l'arbitraire est d'origine et le sexuel est nécessairement traumatique, du fait de l'Autre.

Certes cette position première n'implique absolument pas que le sujet y soit soumis passivement, et c'est plutôt le contraire qui est souvent remarquable, à savoir la manière dont l'enfant réussit à transformer cette « passivité » en « activité », comme Freud l'avait remarqué à propos du jeu avec les poupées. Mais il est un fait que la particularité de l'analyse avec les enfants implique que l'analyste soit parfois témoin de cette dépendance radicale et donc, à ce titre, partie prenante de celle-ci. Du fait de la présence actuelle des parents, de leur intervention parfois violente dans le cadre même de la cure l'analyste pourra être bouleversé voire horrifié, et il lui faudra bien souvent se déprendre de certaines réactions d'identification imaginaire à l'enfant. Il devra se laisser prendre dans le transfert parental et parfois « subir » ce qui est, au-delà de lui, adressé à l'enfant. La difficulté est à cet endroit de continuer à tenir sa place dans le transfert de l'enfant, ce qui peut impliquer d'être pris d'une certaine manière dans la dépendance qui est la sienne à l'égard de ses parents. C'est cette position, particulière à la psychanalyse de l'enfant, qui nous permet de dire que nous ne sommes pas démunis face à la question qui nous est posée de la dénonciation des violences.

Parler ou se taire, face à ce dont nous sommes parfois témoins – directement ou par le dire de l'enfant – est un enjeu dont les coordonnées sont nécessairement transférentielles. C'est avec la représentation d'une place d'où il parle ou bien se tait que la question se posera pour l'analyste.

---

[12] S. Ferenczi, « Confusion de langue entre les adultes et l'enfant », *Œuvres complètes*, t. IV, Paris, Payot.

VÉRITÉ DES FAITS OU VÉRITÉ DU DIRE ?

Il faut dire que la dramatisation fréquente des faits de violences à enfant porte souvent les témoins à créditer un événement du statut de « traumatisme », à partir d'une identification imaginaire à la passivité de l'enfant. L'émotion suscitée par les récits de violence dans les affaires d'abus sexuels conduit très souvent les praticiens à construire par anticipation un trauma pour l'enfant à partir d'une identification à celui-ci. Or le traumatique ne s'identifie pas à la violence, laquelle est celle de l'impact imaginaire que produit pour nous le récit des faits.

Ce que nous désignons après Freud du terme de traumatisme désigne l'effet sur le sujet d'une effraction liée au défaut du signal de l'angoisse et au manque de signifiants pour lier l'événement, pour l'inscrire dans une chaîne. Ce n'est pas dans le récit des tiers, mais c'est seulement dans la parole de celui qui a été saisi que l'on peut discerner ces sortes de trous, ces attracteurs étranges qui induisent la répétition. Ils devront être bordés, circonscrits, liés pour que le sujet puisse, après-coup, s'apercevoir qu'en ce moment-là il était « sidéré », sans pensée, ou même qu'à proprement parler *il* n'y était pas. C'est seulement dans ce second temps que le sujet pourra dire *avoir été* traumatisé.

C'est ce qu'ignore la rhétorique de la « révélation » du traumatisme en posant le traumatisme comme un fait dont la vérité est en attente et ne demande qu'à se « révéler ». Or identifier la vérité des faits et la vérité subjective des faits est bien sûr la confusion commune et la plus pernicieuse. Comme le disent d'ailleurs souvent magistrats et policiers, la vérité des faits est affaire d'établissement selon les règles du droit, et c'est à eux de l'établir en bonne et due forme, non aux professionnels du soin. Cette vérité des faits n'est pas identique à ce que nous entendons par vérité du dire.

Faire cette confusion, c'est croire qu'il suffirait que le réel s'énonce par la bouche d'un enfant pour qu'il en soit soulagé, faisant venir au grand jour la vérité jusque-là gardée au fond de lui, faute d'avoir pu trouver quelqu'un à qui la confier. C'est croire que le secret de la souffrance est déjà cerné, enclos, prêt à se dire et à libérer ainsi le sujet de son trauma, hypothèse qui fait le succès médiatique des cellules d'urgences psychologiques. On identifie ainsi le silence dont l'enfant est l'objet, la chape de plomb que les autres lui imposent – et particulièrement ses bourreaux – et le silence dans lequel il est lui-même pris. Une fausse équation est ainsi posée entre le secret d'un acte à taire, et le secret à dire.

Le paradoxe de cette logique, c'est de redoubler l'effacement du sujet du traumatisme, puisque le silence qui est mis en valeur est celui du bourreau et du complice et non pas celui de l'enfant, qui est tout autre.

A cet égard, les formulations de Ferenczi ont pu prêter à confusion. Le déni, le désaveu de la souffrance de l'enfant par l'adulte n'est en effet qu'apparemment symétrique de son impossibilité, à lui l'enfant, de la mettre en mots. Croire qu'il suffit de s'offrir à écouter pour que le secret se dise est bien naïf, et chercher à le faire dire n'est jamais bien loin du déni dont parle pourtant Ferenczi.

Pour le formuler autrement, posons qu'il y a différents régimes de vérité de la parole, car toute pensée contient son lieu d'adresse. Ainsi l'écrivain écrit-il pour un lecteur, et plus foncièrement pour ce lieu étrange baptisé littérature dans lequel son écrit cherche à prendre place. Ainsi la vérité d'une proposition mathématique ne cherche-t-elle à se faire valoir que dans le lieu de la logique des propositions qui lui correspond. Ainsi ce qui est nommé crime doit répondre à des critères précis établis dans le droit.

La cure analytique quant à elle est l'instauration d'un dispositif particulier, construit sur le point focal d'un lieu d'adresse supporté par quelqu'un qui se propose comme psychanalyste. S'engage alors dans cet espace mis en tension par la règle fondamentale d'association libre, un processus qui ouvre la parole d'un sujet à l'ensemble indéfini des signifiants virtuellement énonçables. Si l'inconscient est un savoir méconnu du sujet du fait du refoulement, le dispositif de l'analyse va produire un sujet supposé à ce savoir. Il n'y a pas de parole dans la cure hors le transfert qui en est la conséquence obligée, car l'association libre se déroule jusqu'au moment où elle fait résistance, et cette résistance témoigne pour un défaut de savoir. Dans ce défaut, l'analyste est identifié et aimé en conséquence. C'est la raison pour laquelle Lacan dit que le psychanalyste complémente le symptôme.

Le psychanalyste se doit de prendre ce fait au sérieux en se refusant à ne rien dire de sa pratique hors de ses coordonnées transférentielles, c'est-à-dire en prenant acte du fait que ce qui est dit ne peut être dissocié de qui en est le destinataire. Le silence de l'analyste est ce qui permet à l'association libre de se dérouler mais c'est aussi inéluctablement ce qui permettra d'imputer à l'analyste la part du savoir qui fait défaut au sujet. De sorte que ce qui *ne peut* se dire est immédiatement lié à celui *à qui* cela ne peut être dit. C'est pourquoi nécessairement celui qui parle en place de victime identifie celui qui l'écoute dans une des places suivantes : soit bourreau qui jouit d'entendre ses souffrances répétées (ce qui est au principe de ce que certains ont appelé le redoublement du traumatisme), soit complice silencieux comme l'ont été tous ceux qui entendaient ou pouvaient entendre et n'ont rien dit, soit enfin *alter ego* qui souffre et atteste de cette identité de victime.

Les critiques du silence de l'analyste, faites en particulier à propos des cas « border line » ou des « structures narcissiques », sont en fait des critiques d'une caricature que certains analystes ont donné eux mêmes de la « neutralité » analytique. Il n'y a pas de neutralité de l'analyste car il est affecté par ce qu'il écoute : ce dont il s'agit par contre pour lui c'est de ne pas encombrer l'analysant de ses affects. Mais il est tout à fait possible pour l'analyste de souligner, de mettre en cause, soutenir, refuser telle ou telle parole, selon le moment de la cure. La neutralité de l'analyste n'est pas celle de ses affects mais celle du corps qu'il prête aux projections imaginaires de l'analysant. Choisir d'endosser tel ou tel pôle identificatoire selon le moment de la cure suppose que l'on ait quelque idée du moment transférentiel, et non que l'on se fie à une déontologie préalablement établie qui assurerait qu'il est bon en toute circonstance d'attester, de souscrire voire de témoigner.

L'INCESTE, OU LA PAROLE ENCLOSE

Dans la clinique des violences subies par les enfants, il est deux conjonctures très différentes. La première est celle qui découle de rencontres fortuites, d'agressions brutales et exceptionnelles ; elle ne se distingue pas essentiellement de celle dont parle Guy Briole dans le présent ouvrage. Le traumatisme est le fait d'une mauvaise rencontre, il prend au dépourvu le sujet faute de signifiants préalablement inscrits et sans la mise en alerte que réalise l'angoisse.

Mais la difficulté est toute autre lorsque l'enfant est l'objet d'une séduction ou d'une violence du fait d'un adulte proche ou d'un parent. Dans ces cas, la violence ne peut se dissocier de la relation elle même, laquelle a été essentielle pour la construction du sujet, comme c'est le cas dans la situation incestueuse. Nous n'en développerons pas ici la démonstration mais il nous semble possible de soutenir que, dans la grande majorité des cas, les « violences sexuelles sur enfant » perpétrées par un adulte proche ne sont pas le fait de structures perverses, comme semble impliquer le fait de parler de « pédophilie », mais sont à inscrire dans les configurations où l'enfant est en position d'objet de la jouissance[13]. Cette position se déclinera selon des modalités spécifiques qui tiennent dans chaque cas au fantasme en cause pour l'adulte.

Si l'enfant peut venir si fréquemment dans cette place d'objet cela tient d'abord à sa dépendance originelle. Si la violence sexuelle du monde des adultes fait irruption dans l'univers de la demande de tendresse infantile pour reprendre les termes de Ferenczi, cela tient au fait de structure que l'enfant occupe nécessairement d'abord une position d'objet de l'Autre. Freud souligne cette passivation de l'enfant dont il lui faudra s'extraire d'abord en renversant la passivité en activité dans ses jeux, faisant subir à ses poupées ou à ses compagnons de jeu l'asymétrie de pouvoir dont il a d'abord été l'objet, avant de s'en séparer plus radicalement par l'opération symbolique de la castration. Le troisième temps de la pulsion implique de la part de l'enfant, souligne Lacan, cette posture du « se faire » l'objet, qui est la voie par laquelle le sexe vient au corps.

L'enfant donc, c'est d'abord cet objet de la toute puissance de l'Autre, arbitraire et incompréhensible, apaisante ou terrifiante selon les moments. Mais l'enfant c'est aussi celui qui va, pour le parent ou l'adulte dont il dépend, remettre en scène la primitive dépendance dont lui-même, jadis, a été l'objet. Nous connaissons cette configuration figée, enkystée sur elle-même dans de nombreux cas de psychose infantile où l'objet électif a réduit l'autre (le père le plus souvent) au rôle de spectateur plus ou moins consentant. C'est que l'objet-enfant vient répondre d'une manière parfois extraordinairement stable au manque douloureux que rien jusqu'à lui n'était parvenu à symboliser. Il incarne dans son corps le manque dans l'Autre et c'est bien la raison pour laquelle il est si difficile pour lui comme pour la mère de se sortir de cette « fausse solution ». Incarner la douleur de qui vous a mis au monde en en faisant votre propre

---

[13]Il existe certes des cas où la jouissance perverse d'un couple se noue symptomatiquement sur un enfant, et l'on peut remarquer que ces cas sont significativement mis en valeur par les médias. Mais les violences dites sexuelles sont bien plus souvent le passage à la limite des positions – maternelles et paternelles – qui impliquent nécessairement la jouissance pulsionnelle du corps de l'enfant.

échec est certes une terrible solution, car c'est une opération sans reste. Mais sortir de cette place, si ce doit être au prix de rouvrir la béance de cet autre qui a pourtant été le premier secours, peut s'avérer au-dessus des forces de l'enfant.

Nous connaissons bien cette difficulté puisque devant de telles configurations cliniques nous déployions des stratégies nécessairement multiples, plurielles dans leurs modalités et dans leurs destinataires. Plus prosaïquement, nous ne pouvons aider l'enfant à inventer une issue sans tenter en même temps de panser et de penser la béance dans laquelle il aura été jusque-là pour sa mère ce pansement de chair souffrante.

Si nous reprenions à cet endroit un vocabulaire apparemment juridique nous pourrions dire que le fantasme récurrent du praticien est bien souvent dans ces situations de « dénoncer » cette aliénation terrible dans laquelle l'enfant lui semble prendre figure de « victime » affreusement « maltraitée » voire jouie de manière obscène. Pourtant, si le vœu récurrent d'une séparation « prescrite » est une manière pour le psychanalyste de parer à son angoisse devant de telles fusions que l'on dit incestueuses, l'expérience lui fait repousser cette prétendue solution radicale et privilégier l'analyse minutieuse de chaque cas pour trouver les modalités précises d'intervention les plus susceptibles de distinguer les registres sur lesquels il convient d'opérer. Car il faut remarquer qu'il n'est le plus souvent de position incestueuse que « partielle », c'est-à-dire liée à un objet *a*. Le statut des actes à poser s'en trouvera éclairé et l'on accordera tout leur prix aux interventions dynamiques pour le sujet et son autre, et non pour le soulagement imaginaire du soignant.

Si la douleur d'un enfant est à la fois la sienne propre et la monstration d'un impensé situé à la génération précédente, notre tâche ne saurait se satisfaire de coupures dans le réel qui n'ont de portée que dans notre seul imaginaire. Il s'agit là du transfert comme obstacle, comme résistance dont il convient de prendre acte. C'est seulement après avoir positivement répondu à cette interpellation, c'est-à-dire après avoir récusé ce que Ferenczi appelait « l'hypocrisie professionnelle », que pourra dans certains cas avoir un sens le « passage au public » d'une parole. Pourra, et non pas devra. Passage au-dehors d'une parole jusque-là enkystée et qui doit trouver son destinataire. Il peut se faire qu'alors, et alors seulement, la scène judiciaire représente un tel lieu de passage.

IL N'Y A PAS D'ÉTHIQUE SPÉCIALE

C'est la raison pour laquelle nous dirons que l'éthique qui préside à nos actes n'est en rien spécifique, qu'il s'agisse de maltraitance, de violence sexuelle ou d'autres configurations cliniques. C'est avec l'appui solide de notre expérience, avec la référence à une éthique éprouvée qu'il nous est possible d'aborder la question particulière de ces enfants qui sont nommés aujourd'hui par le Code pénal « victimes d'agressions sexuelles ». Nous poserons qu'à chaque situation singulière il s'agira, exactement comme dans toute pratique clinique, de déterminer les voies qui semblent les plus appropriées pour avancer dans « la dynamique de la vérité ». Le praticien se trouvera à chaque pas dans l'obligation de faire face à son acte, qui s'impose à lui et à lui seul puisque, comme nous l'avons rappelé, il n'est pas possible dans la clinique de dissocier le message de celui à qui il est adressé. Il s'agira pour lui de prendre acte du fait que c'est à lui et à lui seul, et dans la scansion de tel moment singulier, qu'il lui a été adressé telle parole, qu'il a été pris à témoin.

A lui de savoir s'il assume la position transférentielle dans laquelle l'a placé le patient. De même qu'une anorexie du nourrisson pose *à notre adresse* la question de l'impossibilité pour une mère de faire de son sein l'objet de l'enfant dont elle se sépare, de même l'intrusion sexuelle du corps d'un bébé pose *à notre adresse* la question de l'impossible abord pour une mère ou un père de ce réel sexué qu'est ce nouveau venu pulsionnel. La prétendue « responsabilité » au titre de « représentant des droits de l'enfant » dont se parent volontiers certains, encouragés en cela par une bureaucratie inquiète de la judiciarisation rampante, n'est bien souvent que défausse, refus d'endosser l'acte de parole qui est notre « responsabilité » propre.

Il n'y a aucune raison de changer de méthode ni d'éthique à cet endroit sous le prétexte fallacieux que la société nous en ferait obligation. Cette idéologie, dont on prétend que c'est le droit qui la fonde, voile le vrai enjeu qui est celui de l'acte. Qu'il soit difficile à soutenir – tant pour des raisons liées au transfert que du fait de la pression massive de la demande sociale – est une chose, autre chose est de se dérober.

Trauma, fantasme, traumatismes

Véronique MÉNÉGHINI

Ne nous y trompons pas. Nous sommes à l'ère du traumatisme au sens de l'événement visible. Qu'une explosion arrive, qu'un accident de montagne se déroule sous les yeux des promeneurs, qu'un incendie ravage un village et une cellule de crise surgit pour faire « accoucher » les sujets parlants de ce qu'ils ont vu. Non qu'il n'y ait pas à soutenir une parole si la demande se fait sentir, mais il semble qu'à l'heure actuelle, c'est l'offre qui écrase la demande. Ce serait bien mal cerner ce qui fait la « matière » du traumatisme que d'imaginer circonscrire l'affaire avec quelques mots.

En effet, si Freud a découvert la psychanalyse, c'est bien à partir des traumatismes au sens archéologique. Les hystériques dans leur parole lui faisaient part de séductions sexuelles exercées par des adultes. Comme le nombre était par trop impressionnant, Freud creuse les strates de la psyché et découvre l'inconscient. Rien n'est simple dans ce découpage et c'est par la pulsion que Freud va, tel un physicien, découvrir les mouvements psychiques qui animent l'être parlant. Le refoulement, en séparant l'*infans* d'une jouissance à jamais perdue met en mouvement une possibilité d'exister. Retrouver cette jouissance perdue, s'en écarter anime ce mouvement et permet l'espace-temps. Lorsque survient un événement traumatique, le temps s'annule et fait plonger le sujet parlant dans un hors-temps où les mots, nés dans l'après-coup de cet arrachement originaire, ne sont plus possibles.

Je vais essayer de déplier quelques concepts freudiens et lacaniens pour cerner ce qui fait notre travail de clinicien. Ce travail analytique est de soutenir nos patients dans cette « traversée » qui leur permettra, s'ils le veulent bien, de retrouver cette qualité fragile de l'être parlant soumis à l'impossible du tout dire.

Freud est un neurologue réputé lorsqu'il est requis comme expert pour donner un avis sur des soldats « traumatisés » par la guerre. Nous sommes au moment de la guerre de 14-18 ; Freud, médecin, trouve les méthodes employées pour confondre les soit-disants simulateurs intolérables. Dans *Au-delà du principe de plaisir*, il écrira : « Tous les névrosés sont des simulateurs et c'est leur maladie. » Mais revenons en 1895. A partir du discours tenu par les hystériques, Freud invente la psychanalyse. Tout d'abord, il accorde un crédit de vérité à ce qu'elles lui disent des séductions exercées par des adultes. Nous sommes dans la théorie du traumatisme et de l'après-coup.

En octobre 1895, il écrit : « Nous ne manquons jamais de découvrir dans l'hystérie qu'un souvenir refoulé ne s'est transformé qu'après-coup en traumatisme. La raison de cet état de choses se trouve dans l'époque tardive de la puberté par comparaison avec le reste de l'évolution de l'individu. » Puis en 1896, dans *Naissance de la psychanalyse*, il voit s'écrouler ses croyances dans la séduction sexuelle réelle et il écrit à Fliess : « Je ne crois plus à ma Neurotica. » Il avance, alors dans la conceptualisation de la théorie du fantasme. De la théorie du traumatisme et de l'après-coup, celle du fantasme vient tenter d'écranter quelque chose d'un trauma constitutif de tout sujet névrosé.

Il écrira plus tard (1907) : « Les symptômes émanent de fantasmes qui sont formés sur le modèle d'expérience de satisfaction. Parmi ces expériences de satisfaction, les traumatismes occupent une place de choix. Comme, d'une part, il n'était pas très vraisemblable que ces traumatismes se fussent réellement produits et que, d'autre part, on retrouvait des traumatismes semblables chez tous les individus, il a fallu leur dénier toute importance dans l'étiologie des névroses [...]. Abraham [...] montre que les enfants choisissent eux-mêmes leur traumatisme. Si les traumatismes n'ont pas d'importance comme facteur étiologique, ils n'en déterminent pas moins la forme de la névrose au cas où une névrose s'ensuit. Ils en déterminent la forme, parce qu'ils procurent à l'enfant les vieux fantasmes de satisfaction. »

Il faut également retenir ce qu'il écrira en 1938 dans un de ses derniers textes : « La crainte de la castration est le plus fort traumatisme subi dans l'enfance. »

Lacan, lecteur de Freud va revisiter la théorie freudienne, surtout le Freud de la deuxième topique, celui de la pulsion de mort que Lacan nouera avec ses concepts de jouissance, objet a, phallus. Si pour Freud, la mère est la première séductrice, pour Lacan, elle est traumatique. Ce qui est traumatique pour l'enfant, c'est que la jouissance de la mère est divisée, barrée, elle est ailleurs – par conséquent il n'est pas tout pour elle. Aussi, ce qui est traumatique est à la fois salvateur puisque cela permet à l'enfant d'être devant une question : « *Che vuoi* ? », que me veut-elle ? Ce trauma est un trauma positif car il permet d'échapper à un trauma premier, d'avoir été déterminé par un autre désir. Avoir été désiré comme objet, cela permet l'aliénation mais aussi cela comporte un risque, celui de disparaître comme sujet. Pour exister, il faut s'extraire à toute force de ce désir de l'Autre, s'en retrancher. Il faut donc à la fois s'identifier et se séparer, passer de l'objectif au subjectif. On perçoit par rapport à la clinique la différence entre l'anéantissement qui renvoie à la psychose et le trauma constitutif de la névrose. Il faut bien délimiter ce qui est en rapport à la jouissance de la mère qui ne se représente pas dans le discours et l'amour de la mère qui peut se mettre en mots se dialectiser et qui est toujours confronté à l'ambivalence amour/haine. L'amour n'est jamais plein.

La dialectique phallique permet de médiatiser la relation mère-enfant et de faire apparaître le Nom du Père comme métaphore. Le signifiant préexiste au sujet, on peut même dire d'une certaine façon qu'il le détermine. Pour autant, tout n'est pas signifiant, il y a un trou dans le symbolique. Chez Freud, la question du traumatisme et de l'après-coup met en valeur l'idée qu'il n'y a de sexualité que traumatique. Il est exclu que le sujet y soit, de penser le sexuel. Ce trou du sexuel, « troumatisme » dira Lacan, il s'agira de le couvrir de le civiliser, de le rendre vivable. Il y aura à historiser quelque chose du trou du sujet à partir du réel qui le constitue.

Les fictions des romans familiaux sont des œuvres subjectives pour dire les origines. Car, sinon, que dire de la jouissance de nos parents pour nous faire ? De plus, les expériences de jouissance ne sont pas représentées dans le discours, elles ne se parlent pas. Cette absence du sujet au point du sexuel, cette jouissance non-représentable dans le discours, va revisiter en permanence l'histoire du sujet. C'est constamment que le trauma originel se pose. Le réel vient en cet endroit, là où l'on est au-delà des signifiants.

Au départ, pour l'*infans*, tout est indifférencié. La demande maternelle vient par le biais des pulsions fabriquer le corps de l'enfant. Une division va ensuite s'opérer entre avoir et être, jugement d'attribution et jugement d'existence, être et néant. La nécessité du symbole phallique s'inscrit là. Il n'y a pas de cause première à la cause première. L'origine, c'est le trauma qui se situe à la place du « sans cause ». D'où la place du mythe dont Lacan dira que sa fonction est de « donner forme épique au réel ». L'homme n'est pas maître du réel, c'est pourquoi il a toujours eu besoin des mythes pour tenter d'écrire les origines car le mythe est une façon d'articuler un savoir à un autre énigmatique. Pour autant que les ascendants transmettent la greffe du signifiant, l'enfant peut s'engager dans le défilé des signifiants : un signifiant représente un sujet pour un autre signifiant. Mais, quand la place des secrets de famille est trop grande, l'enfant sera empêtré dans des arcanes dont au mieux, il inventera des symptômes. Parfois, c'est le traumatisme des parents qui fait greffe-bouchon.

Lacan l'a toujours dit, ce qui « nous fout dedans », c'est la prématurité. Pour se constituer, l'enfant doit en passer par le désir de l'Autre. Il dira : « Le désir, c'est le désir de l'Autre », qui ne signifie nullement qu'il s'agit du même, mais que pour exister, l'infant doit en passer par l'Autre et par son désir, c'est-à-dire par son manque, faute de quoi, les signifiants restent gelés. Si le signifiant préexiste au sujet, c'est par la question que l'enfant se pose : « *Che vuoi* ? », qu'il pourra se proposer comme objet pour sa mère et rentrer dans un jeu d'alternance et de perte possible.

De toute façon, les signifiants parentaux véhiculent le traumatisme ; être l'objet du désir de l'Autre, cela peut entraîner à l'horizon de la jouissance qui elle, est un point d'horreur pour le sujet car elle signe sa disparition. En fait quand Lacan dit que « l'analyste a horreur de son acte », il serait plus exact de dire que l'acte est fait pour recouvrir l'horreur en question. Etre objet, c'est disparaître comme sujet, c'est faire Un avec l'Autre ; ce serait cela le rapport sexuel s'il existait (ce rapport sexuel entre deux générations – donc Autre-Enfant). Le réel, c'est ce qui est impossible, autre façon de dire l'impossible du sexuel. C'est cela qui fait trauma. « Il n'y a pas de rapport sexuel », dit Lacan et la psychanalyse se trouve à la place du manque du rapport sexuel.

Si la psychanalyse a une fonction scientifique, c'est bien de remettre au travail toujours et encore ce qui fait bord à ce ratage. On peut noter la liberté de l'artiste dans sa monstration de l'origine et sa façon de fictionner le réel. Sexe et langage sont traumatiques, à chaque sujet entré dans la signification phallique de symboliser celle-ci par rapport au réel. Pour faire écran à ce réel « traumatique » à ce trou dans le symbolique, le fantasme se construit à l'aune de l'histoire familiale en réponse à la non-réponse de ce que c'est qu'un Père. Border ce trou, c'est la fonction du fantasme où l'on voit bien que pour chacun la réalité psychique, c'est la réalité habillée du fantasme. Si l'écran du fantasme protège du réel, il n'en reste pas moins que le fantasme pousse à l'action. La répétition vient retraumatiser le sujet mais il a l'avantage de créer un écart avec le trauma. Le modèle œdipien se revisite en permanence car sous les masques de l'exogamie, ce sont les masques endogamiques qui donnent son habit au fantasme.

Comme pour cette jeune femme qui vient me consulter pour son fils et se désole de la séparation d'avec le père de celui-ci. Ce fils, lui, respire depuis que son père et sa mère ne vivent plus ensemble car les cris et les coups ont disparu. Elle me raconte comment elle a été abandonnée par son père lorsque sa mère s'est séparée de lui. Ceci renvoie à la phrase de Ferenczi : « On ne peut guère parler du trauma sans la formation cicatricielle du moi »[1], où l'on voit bien que quelque chose fait trace pour cette femme de sa confusion père-mari.

Le complexe d'œdipe vole rarement « en éclats » comme Freud en parle dans *La disparition du complexe d'œdipe*. En tout cas, le père symbolique, on peut le tuer autant de fois que l'on veut, il est toujours déjà mort. S'il n'y a pas de rapport sexuel selon les théories infantiles, il y a un trauma sexuel. Et si le dispositif analytique travaille davantage sur le trauma sexuel du père qui castre la mère, il n'en reste pas moins qu'il peut être susceptible d'accueillir ce trauma premier. Ce n'est pas forcément dans la parole mais dans la dimension du transfert où l'analyste compose avec la présence et l'absence. Les différents personnages de son enfance actualisés par l'analysant sur son analyste permettront à celui-ci d'accueillir ces moments de « ratage » que l'analysant pourra ressentir et revivre différemment.

En tout cas, au début de la vie, c'est parce que la mère est désirante qu'elle peut mettre en mouvement pour l'enfant le circuit pulsionnel de la demande et du désir. En mettant du mouvement, le temps se

---

[1]*Correspondance Freud-Frenczi*, vol. 3, Paris, Payot, p. 450.

crée. Car quelque chose pousse l'humain à penser le temps. Le temps premier, temps du trauma, temps de l'originel ne se rencontre pas. Il est pris dans les deux temps du refoulement, refoulement primordial et refoulement secondaire. Il est le temps où l'excitation interne greffée sur l'altérité de l'Autre s'arrache de cet Autre (trauma : trou dans la coque). Quelque chose du signifiant passe au corps et s'en démarque à la fois. La pulsion « concept limite entre le psychisme et le biologique » (Freud) « trace » le corps et rate toujours son but. L'objet (celui raté par la pulsion) est toujours perdu. C'est l'objet *a* qui, pris en charge par le fantasme, va venir fictionner ce trop de réel.

La pulsion se formalise dans le fantasme fondamental, toujours inconscient. Ce qui peut se manifester au sujet sont des constructions imaginaires fantasmatiques où le père et la mère tiennent des places variées entre Imaginaire, Symbolique et Réel. Dans l'expérience analytique, le symptôme peut être un « arrêt sur image » au niveau duquel la fluidité du temps n'est plus. Ce symptôme, c'est aussi ce qui représente le sujet par rapport à son désir. Dans l'inconscient, mieux vaut un père violeur et traumatisant que l'inceste maternel. Il y a dans l'inconscient, création d'un père séducteur. C'est le fantasme de l'hystérique qui « s'absente du sexuel » au sens où elle attribue à l'Autre ce trop d'excitation sexuelle qu'elle ne veut pas reconnaître.

Toutes ces constructions se cristallisent dans le complexe d'Œdipe qui peut être pensé comme le prototype de l'*hainamoration*. Le père qu'on hait et qu'on aime, comme l'illustre l'analyse des trois temps du fantasme : « Un enfant est battu »[2]. Si la psyché se construit sur l'avènement de la haine, *das Ding* se révèle aussi inaccessible que le traumatisme. Je vous renvoie à ce dont Freud parle dans *L'esquisse*. Mais à partir de 1920, dans *Au-delà du principe de plaisir*, Freud nous donne des indications précieuses sur la pulsion de mort toujours liée à la pulsion de vie. Cette conception dualiste de la pulsion (dans la première topique, il en était déjà ainsi : pulsion du moi/pulsions sexuelles) Freud y tient tellement que c'est sur cette dualité qu'il se sépare de Jung qui pensait la pulsion plus unitaire, plus monadique, malgré son désir d'en faire un jour son héritier et successeur. Dans le texte princeps de la théorie freudienne, *Au-delà du principe de plaisir*, il énoncera : « Le principe de plaisir semble être en fait au service des pulsions de mort. »

---

[2]S. Freud, « On bat un enfant », in *Résultat, idées, problèmes*, Paris, PUF.

Ce que Lacan reprend de la jouissance en tant qu'elle concerne la pulsion de mort est sa tentative de rendre compte de ce qui n'est pas représenté dans le discours, à savoir les expériences de jouissance. Freud en 1920 se sert du poète Rückert dans *Makamen des Hariri* pour énoncer l'impossible à dire qui est une des facettes de la castration. « Ce qu'on ne peut atteindre en volant, il faut l'atteindre en boitant [...]. Boiter, dit l'Ecriture, n'est pas un pêché. »

La situation analytique est traumatique dans la mesure où le langage ne peut énoncer l'impossible à dire dans le traumatique. A ce titre, l'analyste s'habille des habits du trauma car le chemin à parcourir dans une analyse, c'est de passer du fantasme au trauma. L'analyse finie mène à une situation de deuil, à quelque chose de perdu que le sujet ne peut nommer. Il n'y a pas de mots pour nommer ce qui a été perdu. Le sujet est devant la castration. Ce qui est à l'œuvre dans le langage, c'est l'impossible rapport entre savoir et vérité. Lacan parle du savoir comme moyen de jouissance et de la vérité comme sœur de la jouissance. S'il y a un savoir possible sur quelque chose du fantasme, la barre est absolue entre savoir et vérité.

C'est la jouissance qui fait le pont entre les deux. L'analyste se doit d'être vigilant aux fractures du discours de l'analysant qui signe cette barre absolue tout en tentant de l'abolir. La vérité est du côté du trauma, c'est en quelque sorte la même chose; le savoir lui est du côté du fantasme et la jouissance circule entre savoir et vérité. La vérité est du côté du réel, le savoir du côté de l'imaginaire, on comprend mieux la fonction symbolique de nouage du Nom du Père.

Mais si pour Freud, son symptôme était le père, Lacan énoncera : « Le réel, c'est mon symptôme », poussant l'avancée freudienne jusqu'à énoncer « se passer du père à condition de s'en servir ».

La spécificité de la psychanalyse en plaçant le Nom du Père comme opérateur, inscrit la position de l'analyste comme une position de semblant. Elle repose sur un non-savoir de l'analyste qui donne son cadre au savoir. Le désir de l'analyste comme désir de la différence absolue, lui permet de tenir cette place, même si ça n'est pas un désir « pur », puisqu'il est régi par son désir œdipien. La répétition dans le transfert permet au patient de se souvenir de l'oubli, celui-là même qui a été « traumatique ». Vivre ou plutôt re-vivre dans le transfert, fait apparaître l'angoisse à l'œuvre dans la cure. Dans *Inhibition, Symptôme, Angoisse*, Freud énonce : « L'angoisse est donc d'une part attente du traumatisme, d'autre part répétition atténuée de celui-ci », et dans *Au-delà du principe de plaisir*, il ajoute : « Nous appelons traumatiques les excitations externes assez fortes pour faire effraction dans le pare-excitation. »

Y a-t-il une clinique particulière des « traumatismes » ? Franck Chaumon, dans une récente intervention au séminaire d'Evry, avait déjà répondu clairement à cette question : « L'éthique qui préside à nos actes n'est en rien spécifique s'il s'agit de cas de maltraitance ou d'autres configurations cliniques [...]. Nous poserons qu'à chaque situation singulière, le soignant [...] se trouvera dans l'obligation de faire face à son acte [...], c'est-à-dire qu'il lui reviendra de savoir s'il assume la position transférentielle dans laquelle le place le patient [...]. Rappelons que la seule obligation est de porter assistance à enfant en danger, ce qui est quand même la moindre des choses, mais que l'on est en droit d'exiger à cet endroit plus qu'une simple séparation physique qui peut être nécessaire mais jamais suffisante en elle-même. »

Il faut nous demander comment intervenir pour ne pas redoubler le traumatisme. Dire à un enfant : « Ton père est un monstre », redouble, à partir du traumatisme, la dimension structurelle du trauma avec le père de la horde en réalisant le fantasme supposé rester inconscient. Le discours actuel sur les victimes, renforcé par la mise en place des centres de victimologie exige réparation, fermant par là toute possible interrogation du sujet. Ce que la psychanalyse a mis en lumière, c'est que tout être parlant est coupable, même s'il n'a commis aucune faute. Aussi, le trajet à parcourir est pour lui de tenter de reconnaître la part qu'il a dans ce qui lui est arrivé, même si, au départ, il n'était pour rien dans l'événement traumatique qui lui est tombé dessus. Cette part, c'est comment il peut intégrer psychiquement cet événement qui vient rencontrer ce fameux trauma structural avec quoi il a pu se constituer. Notre travail de clinicien est de permettre à celui qui a été mis en position d'objet de la jouissance d'un Autre, de retraverser cette frontière que l'événement traumatique a détruit momentanément pour être à nouveau sujet, celui de la structure, qui pour exister, met un voile sur le réel.

Je vais essayer, grâce à deux vignettes cliniques, de vous faire percevoir ce qui à partir d'une contingence douloureuse (abus sexuel, mort d'une mère) peut s'inscrire dans l'histoire du sujet et lui permettre d'en faire le deuil.

PREMIER CAS CLINIQUE : LORIE

Lorie est une petite fille de 5 ans lorsqu'elle vient me voir pour la première fois. Son père l'a amené en urgence à la consultation et c'est le psychiatre de garde qui, après avoir reçu le père et l'enfant me l'adresse. Lorie est le sixième enfant d'une fratrie de sept. C'est elle qui a découvert le corps de sa mère dans la baignoire, mère qui s'est suicidée avec des barbituriques. Cette femme, que le père décrit comme « malade mentale » était hospitalisée régulièrement. Lorie est animée de mouvements compulsifs depuis le moment où elle a vu sa mère dans la baignoire. Ces mouvements compulsifs concernent son bras droit qui se rejette sans cesse en arrière. Le mouvement de recul du corps et de la tête étant moins fréquent mais toujours là. Le père me raconte rapidement l'histoire familiale et me dit qu'il est inquiet pour sa fille Lorie car, dit-il, « elle est comme sa mère, elle est fragile ».

Deux grandes sœurs de 18 et 20 ans s'occupent maintenant de Lorie à la maison, l'inquiétude du père est plus sur ce qui est visible, à savoir ces mouvements qu'il qualifie d'hystériques. Pendant l'entretien, Lorie écoute ce que son père raconte, les mouvements ont cessé. Quand le père se lève pour partir, Lorie est à nouveau animée des mêmes mouvements. Il est convenu que nous poursuivions les entretiens et je revois le père et l'enfant un certain nombre de fois. Vers le cinquième entretien, Lorie se saisit d'un crayon dessine un énorme cœur et me dit : « C'est pour toi. » Elle dit qu'elle a envie de venir voir la « dame » toute seule, sans papa. Après avoir fixé la régularité des séances à une fois par semaine, nous nous serrons la main et je constate en la voyant partir que les mouvements cinesthésiques ont disparu. Le père me le confirmera par la suite, y compris à l'école et à la maison.

Il s'est écoulé environ deux mois depuis le premier entretien père-fille, et la seule chose dont Lorie ait parlé, c'est de son envie de venir me voir seule. Lorie, pendant les séances, dessine beaucoup, dessins qui me sont toujours adressés. Puis lors d'une séance, elle dessine ce qu'elle me dit être une tombe avec une croix dessus. « C'est là où on a mis maman, j'y suis allée avec papa dimanche dernier. »

J'avais appris, lors des entretiens préliminaires, par le père que Lorie n'était pas présente le jour de l'enterrement, restée chez une amie avec sa petite sœur de 18 mois. Cette tombe au cimetière est pour Lorie la représentation de cette mère-morte-absente. « Pourquoi elle m'a laissé, maman ? Comment elle fait pour respirer sous la terre ? C'est quoi la mort ? » Elle est d'abord en colère, disant que sa maman est méchante, puis elle se met à pleurer et se réfugie dans mes bras que je ne lui refuse pas. Elle finit par me dire : « Peut-être que j'étais pas assez gentille avec maman, je faisais des bêtises, c'est pour ça qu'elle voulait plus de moi. » Je la pousse à en dire un peu plus et elle me dit : « Papa, il est plus gentil, il m'écoute toujours quand je parle ; maman elle était toujours fatiguée avec moi car je criais toujours. »

On peut supposer qu'elle a pu souhaiter la mort de sa mère dans le cadre d'un désir œdipien. Il se trouve que ce suicide réalise ce vœu de mort inconscient. Pendant les séances, elle joue de temps en temps à la poupée, la fessant beaucoup et lui disant qu'elle est méchante puis elle me fait jouer avec elle. Je suis la petite fille, qui est méchante, qui n'écoute rien, qui ne fait que crier. Lorsqu'elle me met en place de jouer la petite fille, je mets en mots son discours, je crie beaucoup, je lui demande pourquoi elle ne peut pas s'occuper de moi, pourquoi elle est fatiguée ? Elle répond : « Une petite fille comme toi, si méchante, il faut la punir », et elle me met au coin, puis me met au lit. J'avais appris par le père que Lorie se tapait un peu la tête sur le mur et se balançait à l'endormissement. Je me risque à mettre en acte cette attitude puisqu'elle m'a mise au lit et à ce moment-là ; lorsqu'elle me voit me balancer, elle me prend dans ses bras et m'embrasse en me disant : « Je suis là, je suis là, n'aie pas peur ma petite Lorie… »

Ce ne sont que de petites vignettes extraites des moments forts de la cure. Lorie est venue me voir pendant deux ans, puis a manifesté le désir d'arrêter. Je lui ai dit que je serai toujours là pour elle et qu'elle pouvait revenir si elle le souhaitait. Elle avait 7 ans lorsqu'elle a arrêté. Cinq ans plus tard, à l'âge de 12 ans, elle est revenue me voir car, m'a-t-elle énoncé : « Mes sœurs sont parties de la maison. J'ai besoin de toi pour savoir si un jour je pourrais être une maman. »

DEUXIÈME CAS CLINIQUE : MADAME N

Madame N est une jeune femme d'une trentaine d'années, qui vient me consulter sur les conseils d'une pédiatre en qui elle a confiance puisqu'elle soigne ses trois enfants. Elle a vu, me dit-elle, plein de *psys*, mais ça ne marche pas. Son histoire, elle me la raconte en riant, comme si l'humour qu'elle essayait d'y mettre pouvait atténuer le chagrin qu'elle en avait. Elle alterne les pleurs et les rires, en s'excusant de paraître encore aussi affectée. Elle est née à la Réunion et sa mère a dû s'enfuir peu après sa naissance, car elle est le fruit d'une idylle avec un cousin germain, ce qui était inacceptable pour sa famille.

« Ma mère me hait, comme d'ailleurs je la hais, et cette haine me détruit. Je n'arrive plus à vivre. Pourtant, j'ai un ami qui est plein de sollicitude pour moi, il est comme un père et il m'a fait trois enfants que j'adore. Quand ma mère est partie de la Réunion avec moi, elle est allée en Suisse où elle a rejoint un de ses frères. Quand j'étais petite, j'avais environ 5-6 ans, un voisin et amant de ma mère me touchait et ça de façon désagréable devant ma mère qui soi-disant ne voyait rien. Ensuite elle m'envoyait souvent chez ce voisin qui a fini par abuser de moi. Je pleurais souvent en rentrant à la maison. Ma mère savait très bien ce qui se passait, mais elle disait qu'elle avait besoin d'argent, que je mentais et que j'étais une mauvaise fille. J'ai fini par le croire. Par la suite, les amants de ma mère ont continué et j'ai commencé à avoir une drôle d'idée des hommes. Le juge pour enfants m'a ensuite placé dans un foyer, puis un autre et encore un autre. J'ai couché avec mon oncle lorsque j'avais 12 ans et j'ai été sa petite amie jusqu'à l'âge de 18 ans. J'allais le retrouver chez lui et ma mère n'en a jamais rien su. Puis je me suis enfuie en France et j'ai zoné, zoné... »

Elle ne m'en parlera qu'au fur et à mesure de cette errance qui a pris fin lorsqu'elle a rencontré le futur père de ses trois enfants. Au début du travail qu'elle a fait avec moi, elle tenait à relancer le juge en Suisse pour faire condamner son oncle pour abus sexuels. Elle disait qu'elle en avait besoin pour éliminer cette colère sourde toujours présente en elle. Ensuite, elle a voulu comprendre pourquoi elle avait continué à aller le voir et à coucher avec lui car dit-elle : « Si on le condamne, qu'est-ce que ça me donnera de plus si je ne comprends pas ce qui m'a poussé à accepter ça et à en faire mon affaire ? » Elle essayait dans le même temps de renouer des contacts avec sa mère mais : « Avec ma mère, ça va à peu près une heure, après la haine reprend le dessus. Je crois que j'arriverai jamais à lui pardonner ce qu'elle a fait de moi. » Pendant tout ce temps, il y a eu plusieurs tentatives de suicides, des ruptures, mais elle a pu traverser et revisiter une partie de son histoire.

A un certain moment, elle songeait à quitter son ami mais le travail sera interrompu sur un déménagement.

Ces deux vignettes cliniques me semblent pouvoir illustrer comment notre fonction nous permet d'être à l'écoute de ce qui, du traumatisme affecte le sujet en l'empêchant de pouvoir en parler frontalement. Notre présence affectée dans le transfert peut, si nous le voulons bien, donner corps aux scénarios du patient et leur permettre de franchir ces traumatismes. Evider la souffrance-jouissance, c'est remettre du mouvement là où la pulsion de mort vient faire point d'arrêt. C'est d'ailleurs au moment où il change de topique que Freud passe des traumatismes à la structure et cela à partir des traumatismes de guerre. Qui dit guerre dit mort, et comme le dit Wittgenstein : « La mort n'est pas un événement, elle ne peut qu'être vécue. » C'est donc par la mort de l'Autre que le traumatisme se noue avec le fantasme et peut se fictionner. La place de l'écriture comme art de la transmission et des témoignages inscrit la mémoire et l'oubli à nouveau possible. Comme le dit Semprun dans *L'écriture ou la vie* : « Il faut que je fabrique de la vie à partir de cette mort. » Au début du XXIe siècle, sommes-nous passés d'une culture de la faute à celle du préjudice ? Les franchissements inédits d'Hiroshima et de la Shoah ont fait percevoir qu'il est dans les moyens de l'homme d'éradiquer l'homme. Beaucoup de ceux qui sont revenus des camps se sont trouvés « contraints » à l'écriture car leur témoignage était inentendable. Interpeller l'autre par l'écrit, Primo Lévi, Robert Antelme, Jorge Semprun et bien d'autres s'y sont soumis pour faire part de ces traumatismes qui se transmettent aux générations suivantes par les « cryptes ». Je vous renvoie à ce qu'ont écrit Abraham et Torok sur ces questions.

Articuler l'inarticulable, telle était l'ambition et l'impossible de ce texte. J'espère en tout cas avoir pu faire voyager le lecteur du trauma aux traumatismes et des traumatismes au trauma , où le fantasme se traverse et se recompose tout aussitôt faute de quoi, rien ne protège plus du réel. Le fantasme du « tout dire » va dans le sens d'un refus d'entendre. C'est d'ailleurs bien aussi là-dessus que se fonde le lien social puisque le refoulement est sa pierre d'angle.

Dessine-moi un trauma

Roland BELLER

Les questions soulevées par le traumatisme aussi anciennes que la psychanalyse elle-même, sont renouvelées aujourd'hui : « l'actuel » devient « l'actualité » parfois la plus brûlante. La « victimologie » se présente comme une réponse moderne, qui occupe de plus en plus le terrain.

Comment le psychanalyste se positionne-t-il alors entre le fameux « abandon de la Neurotica », acte fondateur de la théorie, et sa pratique au quotidien guidée par une clinique événementielle où la plainte et la demande de soins interrogent de plus en plus son empathie ?

Je vous propose un aperçu contemporain et personnel de cette problématique en passant par l'histoire et la géographie, par Vienne et Budapest, par S. Freud et S. Ferenczi.

La question du trauma, sa place, le lien de causalité éventuel, qu'il entretient avec telle ou telle souffrance psychique, sa réalité plus ou moins avérée, hante la psychanalyse depuis ses débuts. Comme le dit Sabourin, co-responsable de l'édition en français de la correspondance Freud-Ferenczi : « La guerre du trauma n'aura pas lieu, elle n'a jamais cessé ! » Le trauma est un terme d'origine médicale qui vient du grec et qui désigne une blessure avec effraction. Il se définit en psychanalyse par un événement particulièrement intense qui submerge le pare-excitation de l'appareil psychique du sujet. L'incapacité de maîtriser et d'élaborer ce raz-de-marée d'excitation déclenche un bouleversement de l'organisation psychique avec des effets pathogènes parfois durables.

Il me semble que le traumatisme psychique n'a jamais été autant d'actualité que de nos jours. Le brouhaha médiatique multiplie l'onde de choc des événements traumatogènes. Il permet une sorte de mise en scène de l'inattendu, quelque horrible qu'il soit. Notre mythologie moderne l'a déjà pensé, représenté. Sa place virtuelle est déjà là pourrait-on dire. Nous vivons le temps du « primat du scopique ». Le Vu devient le Vrai. L'événement est avéré et règne seul, capricieux, sur les destins humains.

L'EFFRACTION INTIME

Filles de la psychiatrie de guerre, les cellules médico-psychologiques d'urgence et les consultations de « victimologie » se multiplient. Dans le dernier numéro de *Psychologues et psychologies*, « L'aide aux victimes », l'éditorialiste, s'il prend soin de dénoncer le psychologisme et la psychologisation, n'en affirme pas moins que face aux « déflagrations psychiques », collectives ou individuelles, son devoir est d'intervenir en urgence, eu égard à ses engagements éthiques (?). Alors on peut penser à une sorte de retour de la causalité objective, repérable, qui origine la souffrance du sujet, à l'instar d'une sinistrose. Les debriefings d'urgence sont décrits comme censés aider la personne traumatisée à prendre conscience qu'elle a été objet de quelque chose, pure extériorité, dont elle est devenue le jouet, sans y être jamais. La temporalité se ramène à l'événement et devient pure chronologie. L'actuel submerge le champ de la signification et la psychothérapie devient cognitive. A l'instar de la conception judiciaire, l'innocent est blanc comme neige et le coupable à cent pour cent fautif. Quant à « l'infantile », il n'en est plus question du tout !

La psychanalyse risque alors d'être la victime de cette « victimologie », elle qui, au contraire, a toujours promu, le rôle du sujet. *C'est en effet la question du sujet qui se déploie dans l'espace dessiné entre événement réel et fantasme.* La « victimologie », quant à elle, reprend à son compte le rêve scientiste d'un humain objectal, libéré de la singularité. La médecine moderne n'est-elle pas née, avec la dissection des cadavres, malades idéaux car silencieux ?

Nous reviendrons, bien sûr, plus à fond sur la question centrale, réalité ou fantasme. Je me dois d'abord ne pas jeter l'enfant avec l'eau du bain, et vous témoigner de la qualité des procédures mises au point par les psychiatres militaires. Ce n'est pas tant la multiplication des dénominations des névroses traumatiques qui sont importantes (*Post-Traumatic Stress Disorder*, névrose de guerre, *KZ Syndrom*, Syndrome du Survivant, etc.), ce sont les protocoles mis au point par l'observation clinique sur les champs de bataille et la prise en charge des « blessés psychiques » par les services de santé. On remarque qu'il y a beaucoup de « blessés psychiques », en moyenne autant de blessés psychiques que de morts. Inutile de vous dire que les médecins de la Première Guerre mondiale avaient à cœur de soigner rapidement, pour renvoyer au front bien sûr, et éviter ainsi aux malades l'humiliation d'être stigmatisés par l'état-major comme simulateurs (devenant ainsi d'excellents alliés dudit état-major !).

Un dénommé Salmon, psychiatre américain, fait un travail en 1917-1918 qui reste valide aujourd'hui. Il remarque que l'effraction traumatique consiste en ce qu'un bloc étranger intense émotionnellement, pénètre violemment et ne peut se lier à aucune représentation. Ce qui facilite cette rencontre dramatique, cette effraction, ce sont : la surprise, l'effroi (*Schreck*). Par ailleurs, il est nécessaire qu'il s'agisse de quelque chose de perçu (image ++, bruit), quoi qu'il en soit, il faut avoir été là. Un récit ne peut pas créer ce phénomène. La mort, l'irreprésentable par excellence, qu'elle soit hallucinée, reconstruite, rêvée, est centrale. Mais surtout, il remarque que plus les soins sont précoces plus les chances de guérison sont bonnes. D'où la triade : immédiateté, proximité, expectancy (le thérapeute doit être dans l'état d'esprit du sujet, c'est-à-dire être un camarade au front comme lui).

Aujourd'hui, en tout cas en France, les psychiatres militaires, héritiers de cette conceptualisation, n'en sont pas moins, pour leur grande majorité, pétris de psychanalyse, et soutiennent que la guérison ne peut se concevoir que lorsque ce « corps étranger interne » se lie petit à petit à des éléments plus ou moins conscients de l'histoire du sujet. Faire en sorte que le sujet s'approprie le « corps étranger ». C'est tout le contraire d'une vision fonctionnaliste. C'est l'affirmation que la sortie d'une névrose traumatique passe par le sujet.

Même si le traumatisme de guerre n'a effectivement, comme le soutient Ferenczi, aucune spécificité, le « faire parler à tout prix » dans l'urgence me semble une application qui demande à être sérieusement affinée, sans parler de la formation des personnels en cas de catastrophe civile.

UNE CAUSALITÉ EN CAUSE

Revenons à la question du trauma. Dans ses articles de 1896, « L'étiologie de l'hystérie » et « Nouvelles remarques sur les psycho-névroses de défense », Sigmund Freud voit la cause des déboires névrotiques de ses patients dans des scènes réellement vécues dans l'enfance, dont le principe était la séduction par un adulte. « Les symptômes ne peuvent être compris que s'ils sont ramenés à l'action "traumatique" d'expériences vécues [...] en rapport avec la vie sexuelle. »

Insatisfait et obstiné, il fait une courageuse volte-face et renonce à cette idée qu'il décrira plus tard comme une erreur. Dans une lettre célèbre à son ami Wilhelm Fliess, le 21 septembre 1897, il écrit : « Je ne crois plus à ma Neurotica », et un peu plus loin dans la même lettre : « Les traumatismes sont liés aux fantasmes de désir. »[1] Cet abandon est tout à fait capital au regard de la naissance de la psychanalyse. Avec la réalité psychique, fondée sur l'inconscient, il peut élaborer sa doctrine. Ce n'est rien de moins que l'avènement de « l'Autre scène ». Cela dit, il est fondamental de ne pas oublier que Sigmund Freud n'a jamais renoncé à l'idée de certaines situations traumatiques pathogènes.

Dans *Introduction à la psychanalyse* (1916-17), par exemple, il écrit : « Les traumatismes, les fantasmes de désir, constituent l'élément indispensable à la névrose. Si ces éléments correspondent à la réalité, tant mieux, si la réalité les récuse, ils sont formés d'après tel ou tel indice et complétés par l'imagination. Le résultat est le même et il ne nous a pas encore été donné de constater une différence quant aux effets, selon que la vie infantile est un produit, plutôt de la fantaisie, ou plutôt de la réalité. »[2]

Arrêtons-nous un instant pour considérer à quel point la conception disons « simple », chronologique, événementielle du déroulement du temps est subvertie par cette approche.

---

[1] *La naissance de la psychanalyse*, Paris, PUF, 1956.
[2] *Introduction à la Psychanalyse*, Paris, Petite Bibliothèque Payot, 1997.

Souvenons-nous de « l'après-coup » : dans un premier temps, il y a un événement qui laisse des traces mnésiques inconscientes. Deuxième temps : constitution du symptôme quand le souvenir de l'événement « reconvoqué » dans l'actualité entre en corrélation avec les traces mnésiques inconscientes. Le troisième serait alors celui de la séance où, dans la surprise de l'inédit, s'effectue soudainement la lecture de ces traces et le déroulement de leur sens traumatique.

« Il s'agit d'un temps où l'origine n'est appréhendable que dans le mouvement de ce qu'elle produit. C'est le produit, le rejeton qui indique l'origine, voire qui engendre l'origine comme telle. »[3] Le présent devient père du passé en quelque sorte. Ce n'est pas « il arrive quelque chose », mais « quelque chose m'arrive ». A. Green invente l'élégant concept de « réverbération rétroactive » et souligne cette « hétérochronie du temps » où se remémore ce que l'on sait déjà mais qui a également été oublié dès le commencement[4].

La tentative réductrice qui se renouvelle aujourd'hui de « promotion » de la causalité externe événementielle, réduit toute la temporalité à la succession synchronique : cause-conséquence, barrant l'accès à ce qui lui est consubstantiel, le sujet pris dans son roman. Il ne reste qu'un énoncé sans énonciation.

SF-SF. UNE PASSION TRAUMATIQUE

Revenons à nos deux héros : S. Freud et S. Ferenczi. Nous avons tous en mémoire une photographie de chacun d'eux, voire même réunis. Observez le regard de Freud. Il est déterminé, puissant. Même après 1920, quand la douleur du cancer cherche à l'éteindre. Il en va tout à fait différemment de celui de Sandor Ferenczi : mouillé, tendre et flou. Sigmund est adoré par sa mère, (son petit Sigi d'or), élevé dans une atmosphère sérieuse et douce. Il est brillant, doué, investi par son père et a bientôt un « portefeuille de ministre » dans la poche, comme tout bon juif cultivé et travailleur viennois. Il est typiquement l'héritier des Lumières (*Aufklärung*, *Haskala*). Incroyant, c'est pourtant un fidèle (*B'naï Brith*) qui n'aura de cesse de vouloir sortir la nouvelle science du « ghetto ».

Sandor Ferenczi est d'immigration récente en Hongrie (Alexander Frankel). Ses parents, juifs polonais, sont venus, enthousiastes,

[3]L. Balestrière, *Freud et la question des origines*, De Boeck, 1998, p. 125.
[4]A. Green, *Le temps éclaté*, Paris, Ed de Minuit, 2000.

épouser la cause hongroise en 1848. Dans la librairie familiale qu'ils tiennent à Budapest, on crie beaucoup, on discute passionnément de politique, on se dispute violemment. Les parents sont loin d'être rassurants. De 17 ans le cadet de Freud, il fera médecine et restera toujours imprégné du désir de soigner et soucieux de justice sociale. Il travaille par exemple avec les prostituées à l'hôpital Saint-Roch, les démunis dans la section neuro-psychiatrique du *Armenhaus*, et enfin à la caisse de Santé publique, avant la guerre.

Comme on est loin du petit-bourgeois viennois, médecin lui aussi, mais qui s'est toujours senti très mal à l'aise au contact des malades. Plus chercheur que thérapeute, souvenons-nous de son *etwas lernen und Geld verdienen* (« apprendre quelque chose et gagner de l'argent »). La préoccupation thérapeutique venant bien après. La rencontre des deux hommes (1908) est un véritable « coup de foudre ». Une amitié longue et féconde s'ensuit. Une grande intimité s'installe et les échanges sont déconcertants de vérité, les plus superficiels rivalisant avec les théorisations les plus audacieuses.

Le transfert de Ferenczi est absolu, totalitaire presque envahissant. Il n'hésite pas à poser les questions les plus incongrues, à proposer, à expérimenter les solutions les plus osées. Le maître le « contient » parfois avec difficultés mais ne cesse d'admirer ce génie créatif qui accumule les trouvailles. Il s'en « démarque », certes, mais en lui déléguant la recherche sur l'aspect le plus « indéfendable » de ses propres errances (télépathie, l'occulte, etc.).

En 1918[5], souhaitant le voir promu à un poste important de l'Internationale de Psychanalyse, il constatera que son ami est pour le moins « mal vécu ». Les nécessités « politiques » du mouvement pour l'un, l'irrédentisme tragique pour l'autre, séparent peu à peu les deux hommes. Ferenczi disparaîtra après trois années de douloureuse solitude.

Dans son éloge funèbre, S. Freud dira pourtant : « Il était une école à lui tout seul. » W. Granoff, qui est un des premiers à avoir introduit l'œuvre de S. Ferenczi en France, n'hésite pas à écrire : « Si Freud a inventé la psychanalyse, Ferenczi a fait de la psychanalyse. Plus encore, qu'il a fait l'analyse pour autant qu'elle est une pulsion

---

[5]C'est l'année de l'indépendance de la Hongrie qui porte la commune de Bela Kun au pouvoir. S. Ferenczi sera nommé professeur de psychanalyse à l'université, ce qui se produit pour la première fois dans l'histoire du mouvement.

vivante. »[6] L'héritage de Sandor Ferenczi est considérable et nous nous « servons » de ses conceptualisations quotidiennement, sans même le savoir. Le transfert avec le contre-transfert, l'identification à l'agresseur, et puis les voies tracées du côté des maladies graves, des dépressions anaclitiques, de la sidération, du vécu catastrophique d'abandon, de l'archaïque et bien sûr du maternel et du nourrisson. Tout ce qui requestionne sans cesse la pratique et la présence de l'analyste.

S. Ferenczi ne renonce pas à l'aspect plus classique du travail analytique basé sur le côté paternel de la relation où le but est l'*Einsicht* (prise de conscience, levée du refoulement) mais il insiste sur une autre analyse, plus obscure, moins dans les mots, du côté des interactions archaïques, un axe maternel en quelque sorte où il s'agit d'*Erlebnis* (vécu). L'école ferenczienne a essaimé. Elle est passé par Londres (Balint, M. Klein...), a rencontré l'Amérique latine qui nous l'a fait découvrir enfin. Elle a produit une tradition anthropologique et sociale (G. Roheim, I. Ehrman, Devereux...), la psychanalyse avec les enfants (Winnicott, Spitz) l'aspect transgénérationnel des transmissions pathogènes (Abraham, Torok) et l'immense champ de l'abord psychanalytique des névroses narcissiques, des psychoses et autres états-limites.

Revenons au trauma que les années de guerre « nourrissent ». Les options théoriques ont des conséquences pratiques avons-nous dit. Nous ne nous étonnerons pas alors de voir Sandor Ferenczi s'occuper des névrosés de guerre, ou plutôt des névrosés traumatiques, soignant infatigable. Quant au maître viennois entre 1914 et 1918, souffrant des privations, du manque de patients et s'inquiétant pour ses fils au front, il écrit et produit de façon incroyable. Du deuil au narcissisme, en passant par la métapsychologie, on peut dire qu'il y a un avant et un après la guerre. Cela dit, il n'a jamais, jamais pris en charge un névrosé de guerre ! Soigner ne lui correspond pas. Il se paiera le luxe de défendre son ancien détracteur, le professeur von Wagner-Jauregg, accusé de mauvais traitements sur les combattants blessés psychiquement (faradisation). Il affirme ou plutôt réaffirme, que tous les névrosés, que leur maladie soit d'origine traumatique ou psychique, sont des simulateurs, « ils simulent sans le savoir, et c'est

---

[6]W. Granoff, « Ferenczi. Faux problème ou vrai malentendu ? », conférence à la SFP en 1958, in *La Psychanalyse*, n° 6.

leur maladie », explique le maître. Il gardera pendant toute la guerre une correspondance avec Sandor Ferenczi, les « analystes de l'Ouest » étant, par principe, tenus à l'écart (et surtout injoignables). Le cinquième congrès international de psychanalyse qui se tient en 1918 à Budapest, en présence des collègues des pays de l'Axe, et même des représentants des gouvernements, a justement pour objet les « Névroses de guerre ». La réunion soulève l'enthousiasme. Freud exulte et tient Ferenczi, pour un *alter ego* (SF/SF. C'est souvent je/je dans la correspondance). Pour lui, comme pour Ferenczi, la sortie de la guerre inaugure une nouvelle ère pour le mouvement analytique. Il reste cependant réticent quant à la question de la causalité traumatique qui, d'un certain point de vue, ramène la psychanalyse à un « avant la psychanalyse ». Finalement névrose actuelle, névrose traumatique, névrose de transfert, les limites ne sont pas si nettes.

« Qu'est-ce que la situation traumatique ? Pour répondre à cette question, que l'on parte de la notion de complexe ou de celle d'environnement, on aboutit à des réponses fort différentes. Cette différence se traduira au niveau de la technique. Entre ces deux extrêmes, les positions, mixtes, mitigées, intermédiaires, seront en faites innombrables. C'est ainsi je crois, que toutes les carrières analytiques viennent en un point croiser la trajectoire ferenczienne. »[7]

L'écoute du récit d'un événement comme réalité ou comme fiction n'a pas les mêmes effets. On navigue entre Charybde et Scylla, le « roman historique » ne solutionnant pas tout. Il est pourtant tentant d'évoquer une sorte de « on dirait que » qui se serait réellement produit, fiction permettant l'accès à un morceau de réel.

PENSER-PANSER

Sandor Ferenczi, aux prises avec les brisures de son histoire, n'a de cesse que de vouloir guérir. La souffrance le concerne et il se répare en soignant. Il fait bien sûr une grande place au traumatique mais non pas tant comme vérité événementielle que comme vérité-réalité (ce que le mot *Wirklichkeit* en allemand souligne bien : c'est vrai au sens réel, alors que *Wahrheit*, par exemple, c'est « la vérité toute simple »).

[7]W. Granoff, « Ferenczi. Faux problème ou vrai malentendu ? », in *La Psychanalyse*, n° 6, 1958.

Cela le mènera peu à peu à un différent profond avec Freud. Il l'interpelle, hurle sa douleur, évoque l'inanalysé de sa cure, la surdité du maître quant à la question de son transfert féminin si essentielle pour lui... « Je veux me changer : aidez-moi. Il ne me resterait plus sinon qu'à me cliver ou mourir. »[8]

Il suggèrera de prendre lui-même S. Freud en analyse pour l'aider à l'aider !... Ce dernier considère que quant à lui, il s'est assez changé, ça suffit ! Les patients se plaignent trop... c'est de la canaille ! (*sie sind ein Gesindel*). Dialogue intellectuel oui, mais position maternelle en aucun cas ! Il ne supporte pas. L'enfant en Ferenczi manifeste son désarroi et demande consolation.

« C'est insoutenable la plainte d'un enfant, alors que la plainte d'un adulte n'est qu'insupportable. »[9] Ferenczi, dans son célèbre article « La confusion des langues entre les adultes et l'enfant. Le langage de la tendresse et de la passion » (Congrès international de Wiesbaden 1932[10]) brave ses collègues et le maître. Il est désavoué, abandonné. Sa « technique active » sentait le soufre. Il crachait dans la soupe et dénonçait la méthode pour la méthode, l'hypocrisie de l'analyste qui ne fonctionne plus dans la haine et dans l'amour, mais dans une vague indifférence. Alors, dans le meilleur des cas, rien ne se passe, et le patient se fait maltraiter pendant des années.

Il y a un enfant vraiment sur le divan, stupéfait, saisi, interdit, voilà toute l'histoire du trauma pour Ferenczi : « Nous parlons beaucoup de régression infantile, en analyse, mais manifestement, nous ne savons pas à quel point nous avons raison. Nous parlons beaucoup de dissociation de la personnalité. Il semble que nous ne n'estimons pas, à sa juste mesure, la profondeur de cette dissociation. »[11]

La situation psychique traumatique, c'est le malentendu. La situation traumatique rencontrée, il y a si longtemps, quand tout à coup, il y a « lâchage ». Ce n'est pas possible. J'étais compris, accepté cela allait sans dire. L'innocence est terminée (innocence au sens de « le mal jamais rencontré »). Aucun recours possible, il n'est pas pensable que quelqu'un ait voulu faire une chose pareille. Le laisser faire. Cela ne peut être vrai. Sinon quelqu'un viendrait au secours.

---

[8]*Correspondance Freud-Ferenczi*, t. III.

[9]W. Granoff, « Les enjeux et les conséquences », *Etudes freudiennes*, n° 34, p. 256.

[10]In *La Psychanalyse*, n° 6, Paris, PUF, 1961, repris dans S. Ferenczi, *Œuvres complètes*, t. 4.

[11]S. Ferenczi, *Confusion de langue entre les adultes et l'enfant*, t . 4, p. 125.

Alors, soit rien n'est arrivé, soit quelqu'un qui aurait dû être là a fait défaut. Ferenczi poursuit : « Le patient préfère douter de la justesse de son jugement plutôt que de croire en la froideur de nos sentiments, notre manque d'intelligence, notre méchanceté. »[12]

Nathalie Zaltzman écrit : « La situation traumatique tient moins à l'événement effractant, qu'à ce qu'il entraîne l'effondrement du lien à l'autre, l'effondrement d'un lien possible à un objet, à un objet qui soit encore un recours [...]. Il ne demeure qu'un appel d'avance désavoué, un appel fait pour rester sans réponse [...]. Quelque chose du sujet est effectivement anéanti. »[13] *Hilflosigkeit* dans la détresse abandonnique et *Objektlosigkeit* devant la disparition des objets secourables. C'est cela la catastrophe traumatique.

Le mot « déréliction » en français traduit bien ce sentiment. C'est un mot de théologie qui signifie qu'on est abandonné de tous, même de Dieu. Plus de liens. Nous ne sommes plus reliés (re-ligion). Je pense aux queues devant les chambres à gaz. Je pense aux enfants faisant la queue devant les chambres à gaz. Nous tous, nous apprenons tous les jours de l'ignoble et de l'insensé, et quelqu'un ou quelque chose en nous, dit : « Cela ne peut être vrai » et tente de rétablir une confiance minimale dans un monde habité par des humains. On nie la *wirkliche Barbarie*[14], on gomme l'époque et son horreur !

En 1958, V. Granoff présente à la Société française de psychanalyse une intervention sur Ferenczi : *Faux problème ou vrai malentendu*, autour de la question : « Est-ce vraiment un enfant qui se plaint sur mon divan ou est-ce comme un enfant ? » La relation avec Lacan vacille. Il fallait à Lacan, si plainte il y avait, que ce fût celle d'un adulte. On connaît la suite. Finalement les foudres que Freud lança contre Ferenczi retrouvaient une nouvelle jeunesse vingt-cinq ans plus tard !

A l'instar du trauma ferenczien, le clivage fait son œuvre dans les sociétés comme dans les individus. En conclusion l'analyste a à se décaler d'une position « une fois-pour-toute ». Devant certaines souffrances, s'il veut éviter à son patient le piège d'un psittacisme mortifère, il doit s'avancer, investir, accueillir, voire « adopter ». La capacité pour de nombreux patients à s'en sortir seuls « s'ils le veulent

---

[12]S. Ferenczi, *Journal clinique*, Paris, Payot, 1932, p. 71.
[13]N. Zaltzman , « Quand l'Homme n'est plus le remède de l'Homme », *L'Inactuel*, n° 6, p. 156.
[14]N. Zaltzman, texte cité.

bien », n'existe plus depuis longtemps. L'effet de catastrophe du trauma a amputé cette capacité même.

La justesse d'une interprétation ne suffit pas. Nous savons que tout peut être compris sans que rien ne change ! « On doit à Ferenczi de pouvoir continuer à voir dans le champ analytique freudien que la disposition au transfert est une forme, énoncée théoriquement, de l'aptitude à l'amour, et que l'aptitude à l'amour est l'aptitude à l'immaturité. »[15]

Préservons l'enfant en nous et l'aptitude au non savoir. C'est l'actualité de la leçon ferenczienne. Pour finir je me suis demandé ce qui avait poussé le vieux maître viennois à écrire son dernier article resté inachevé : « Le clivage du Moi » (1939). On peut s'étonner en effet des nombreux éléments plutôt en contradiction avec les élaborations métapsychologiques antérieures et voir se déployer une conceptualisation quasi ferenczienne avec une partie du moi mortifiée détachée, terrorisée, coexistant avec une autre partie ou règne le refoulement... Une ultime reconnaissance ?

En guise de conclusion il me semble que pour « tenir debout » et, mieux, pour avancer entre théorie et pratique, la psychanalyse a besoin de ses deux jambes : pas Vienne sans Budapest !

---

[15]W. Granoff, « Les enjeux et les conséquences », *Etudes freudiennes*, *op. cit.*, p. 257.

Une clinique individuelle du traumatisme

Guy BRIOLE

La pratique qui ressortit au traumatisme n'est pas nouvelle et pourtant elle est liée à la modernité. Cette modernité, c'est celle d'une médecine de l'urgence, d'une médecine des catastrophes, d'une médecine qui doit répondre, parer à l'expression de la violence et des traumatismes.

Le médecin moderne sait faire face à ces situations qui comprennent deux axes qui se trouvent naturellement réunis dans les Services d'admissions d'urgences : celui de la réanimation, de la médecine et de la chirurgie de l'urgence avec celui de la psychiatrie qui occupe une part importante dans cette pratique de l'urgence. Dans cette médecine moderne, qui répond à la violence et à ses conséquences traumatiques, il s'agit de considérer et de traiter le traumatisme dans ses deux dimensions : physique et psychique.

On le dit, l'homme moderne vit dans une société bouleversée : *il est traumatisé*. C'est assez vrai pour une grande part. La conséquence en est le développement important et fortement médiatisé de la médecine de catastrophe. Pourtant, l'efficacité de l'action n'est en aucune manière liée au « déchaînement verbal » qui peut l'entourer. Il y aurait peut-être, même, tout à fait lieu de se taire là-dessus, ce qui ne veut pas dire ne rien faire. Certes, des questions se posent mais, à mon sens, bien plus dans le « malaise dans la civilisation », dans le malaise du groupe social, que dans l'ordre du tapage médiatique. Ce dernier est une manière anticipée, occultante et empressée de répondre aux questions soulevées par ces événements dans leur dimension de rencontre traumatique.

Il importe aussi de redéfinir le terme catastrophe et de le ramener à la dimension d'accident de la nature ou technologique. Un tremblement de terre, une inondation, un ouragan dévastateur, une éruption volcanique, etc., sont des catastrophes naturelles. Il existe une médecine qui prévoit les réponses adaptées à ces catastrophes et qui agit en conséquence. Mais un attentat, une guerre, ne sont pas des catastrophes. Le « malaise » d'un groupe, d'une société, n'augmente pas la fréquence des inondations mais il peut laisser place à la possibilité de la multiplication de la violence – sur un mode individuel, groupal ou politique.

« Catastrophe » fait l'objet d'une récupération par un glissement sémantique du mot. Désigner un attentat, une guerre, comme étant une catastrophe déplace la responsabilité et particulièrement celle des dirigeants. « Catastrophe » surgit à l'insu de tous et impose l'idée d'une action extérieure. Ce qui s'impose c'est l'idée que, d'une manière sous-jacente, il y aurait quelque part un organisateur de tout ça et qu'il faudrait réparer. Tous – dirigeants et victimes – ont, apparemment, un intérêt commun, c'est de ne pas se laisser se développer une interrogation sur les causes et les effets sur le groupe. La réponse c'est de boucher la béance ouverte ? Cette réponse s'appellerait l'Etat. Remarquons que les victimes d'attentats ont des droits analogues aux anciens combattants et victimes de guerre pensionnés.

LE TRAUMATISME

« La mort ne peut être vécue. Elle n'est pas un événement de la vie. » Wittgenstein (logicien et philosophe, f 1959) considère la mort comme un fait, soit comme « ce qui arrive » et qui ne peut se dire. Un *fait*, c'est de l'ordre de l'incroyable. Mais que le sujet ne puisse y croire ne le rejette pas dans l'incroyance. Croyance ne s'oppose pas à incroyance – qui sont deux modalités de croire – mais à certitude. Donc, que le sujet ne puisse y croire, ne le rejette pas dans l'incroyance, mais dans la certitude.

Une rencontre traumatique avec le réel, détermine un point de certitude : on a été si près de la mort, on l'a vue. De toute façon, quelque chose de l'ordre de l'incroyable, ça ne peut pas se garder pour soi.

Pourtant, que dit Jean-Claude Snyders dans son livre, *Drames enfouis* ? « Je ne me souviens pas du moment où j'ai été, pour la première fois, intrigué par le numéro que mon père portait sur le bras. » C'est ainsi que cet enfant se trouva brutalement confronté au « secret » de son père, celui d'Auschwitz. Cet enfant aurait voulu l'aider, et il pensait que si son père se taisait, c'est que c'était pour lui une façon d'oublier. Aujourd'hui, le père est un homme âgé, il n'a rien oublié, l'horreur, l'humiliation, les bassesses. Il se souvient d'avoir lutté. Il n'a jamais cessé, et cinquante ans après, il lutte encore contre le souvenir. Ce chemin lui apparaissait nécessairement solitaire pour protéger les autres, son enfant particulièrement : « Je ne vous en ai pas parlé parce que j'ai désespérément essayé de voiler à vos yeux la cruauté du monde, la barbarie. »

L'âge ne fait donc rien à l'affaire, pas plus que le temps n'a, le plus souvent, modifié l'acuité des effets de la rencontre traumatique. De cette marque, il reste la répétition qui impose le souvenir, qui insiste encore, et encore, à rendre présent ce que l'événement a eu d'incroyable. Dans cette remémoration, les mots manquent pour dire l'insupportable, d'autant plus que depuis longtemps chacun s'est lassé d'entendre « toujours la même chose ».

Se souvenir. Se souvenir encore et toujours, c'est ce qu'impose, dans la répétition, la marque de la rencontre traumatique. Dans cette remémoration, les mots manquent pour dire l'insupportable, d'autant plus que ne cesse de se dérober un lieu où l'adresser. A qui et comment dire cette solitude qu'implique et renforce la honte – par exemple d'avoir survécu ? Le sujet proteste de ne pas être écouté, les autres de l'avoir si souvent entendu. Mais, qui veut savoir ? Elie Wiesel, dans *Tous les fleuves vont à la mer*, soulève ce dilemme : « Parler est interdit, se taire est impossible. »

D'autres aussi, comme Primo Levi, Bruno Bettelheim et plus récemment Jorge Semprun, n'ont eu d'autre choix que d'écrire. Ils ont donné à leur travail la force d'un témoignage, afin que reste une trace qui fasse poids à l'oubli. L'effacement nécessaire au sujet ne concerne que l'événement traumatique, pas le *trauma*. Le *trauma* présente une face d'incurable, structurellement. C'est ce point, celui de l'incurable, que tente de cerner la science pour, en dernier lieu, faire taire le sujet. Passer du trauma au traumatisme. La plainte, la souffrance, pour être reconnues, doivent être validées par l'outil scientifique qui mesure, comptabilise. Alors se profile l'idée de l'innocence du sujet, par la prévalence attribuée à l'accidentel, à l'inéluctable. L'accidentel devient : accident de l'histoire, l'inéluctable devient « particularité » qui désigne la victime. Il ne reste plus qu'un pas à accomplir pour être quitte et recouvrir l'horreur qui surgit ici dans cette désignation. Ce pas, c'est de fixer le sujet à ses symptômes, de les répertorier, de les indemniser. Il ne faut surtout pas lui laisser d'autre issue que de se « glisser dans ce prêt à porter du discours sur le trauma ».

LE STRESS : UN DÉTOURNEMENT DU TRAUMATISME

La psychiatrie moderne, internationale, ajoute à la confusion entre le trauma et le stress au prix d'un détournement des enjeux : résorber une question du sujet – *le trauma* – dans une entité clinique – le *Post-Traumatic Stress Disorder.* Alors, c'est le PTSD qui définit et ordonne le traumatisme. C'est une des raisons pour laquelle il est tant fait référence au traumatisme en ce moment et que rien ne s'oppose plus à ce qu'il fasse un retour au premier plan de la scène clinique. Les effets de la modernité et l'exacerbation de la violence dans le monde, trouvent à se ranger dans une catégorie clinique.

Le sujet se voit mis en position d'attendre passivement une réponse médicale à l'expérience singulière qu'il vient de traverser. Il lui reste alors, quand il y consent, à occuper la place qui lui est désignée, celle de la victime. Une victime, ça se soigne, se dédommage, se décore, se regroupe en associations pour lesquelles on organise des cérémonies face à des monuments que la Nation reconnaissante a érigés pour eux. Une victime, ça ne parle pas, au sens où cela pourrait déranger la conscience collective. Pourtant, le sujet traumatisé n'a rien à attendre des autres pour combler, en lui, la faille ouverte par le traumatisme.

C'est, qu'il le veuille ou non, la part qui lui revient sous la forme d'une question : « Qu'est-ce qui s'est passé pour moi ? » Seule cette porte étroite, que je dirai éthique, est la voie possible pour lui. C'est ce dont témoigne Jorge Semprun : « J'ai souvent la sensation de n'avoir pas échappé à la mort, mais de l'avoir traversée. D'avoir été plutôt traversé par elle [...]. Il faut que je fabrique de la vie avec toute cette mort. » Sur ce trajet, où s'affirme cet impératif, il arrive qu'un sujet s'adresse au médecin, au psychiatre et parfois à un psychanalyste.

QUELQUES ASPECTS CLINIQUES DU TRAUMATISME

La clinique que nous proposons, contrairement au *Post-Traumatic Stress Disorder*, ne vise pas à un consensus. C'est une clinique *contre* l'accord préalable qui récuse la *singularité* propre à chaque patient. Les expressions cliniques consécutives à une rencontre traumatique sont diverses, allant d'états aigus polymorphes – en apparence réactionnels à la situation – à l'apparition d'emblée de symptômes plus spécifiques regroupés dans le *syndrome de répétition traumatique*. Ce dernier est pathognomonique des troubles psychiques en relation avec le traumatisme. Trois regroupements symptomatiques principaux le constituent : le rêve ou cauchemar traumatique, la répétition à l'état de veille et la réaction de sursaut. C'est cette clinique spécifique que nous proposons dans notre conception clinique de la répétition traumatique : celle de *l'effraction supplée.*

1. L'événement. Quelques mots sur l'événement qui crée le traumatisme. C'est sa part d'incalculable qui fait que les conséquences ne seront pas identiques pour tous les sujets soumis à un même événement. C'est, pour une personne, la singularité de l'événement qui est déterminante. L'événement est, toujours, pour celui qui le vit, de l'ordre de l'inattendu, du surprenant.

L'événement traumatique peut toucher un sujet directement ou indirectement. Directement, lorsqu'il a vu la vie menacée et qu'il n'a pas pu répondre d'une manière adéquate à la situation. Indirectement, quand c'est un autre, ami ou ennemi, qui a été tué sous ses yeux. S'agissant d'un ennemi, en temps de guerre, le traumatisme peut aussi agir, lorsque c'est le sujet lui-même qui a tué. La confrontation au cadavre de l'autre ou des autres, les cris des blessés, les appels désespérés ou, plus tard, la douleur des familles des victimes, sont autant d'éléments qui ravivent encore la culpabilité du survivant.

La rencontre traumatique peut avoir lieu à *l'insu* du sujet. Et si, dans une situation donnée, ce qui fait traumatisme pour les uns ne le fait pas obligatoirement pour tous, de même, le non-événement pour les autres peut être un événement traumatique pour un sujet. La blessure physique, contrairement à ce qui est avancé parfois, ne protège pas de l'accident psychique.

2. Les suites immédiates du traumatisme. Parfois aucune manifestation immédiate ne se produit, comme si la rencontre traumatique avait été surmontée. Un soulagement, celui d'en avoir réchappé, peut avoir été ressenti. C'est aussi le cas où la marque traumatique se fait à l'insu du sujet. Ces deux situations, qui ne sont pas rares en pratique, ne contreviennent pas à la notion de caractère exceptionnel et violent du traumatisme. Elles relèvent d'un recouvrement immédiat, conscient ou inconscient, de l'effraction traumatique.

Néanmoins, l'absence de réaction au moment du traumatisme ne préjuge pas du devenir, et l'évolution peut se faire dans les heures ou les jours qui suivent (après le retour dans la famille, à la base arrière en zone de sécurité, à la fin de la situation de danger, quand celle-ci s'est prolongée...) vers des états aigus. De même, à court et parfois à très long terme, cette première phase asymptomatique n'exclut pas la possibilité de l'apparition d'un syndrome de répétition traumatique : le SRT.

3. *Les suites différées du traumatisme*. Un temps plus ou moins long peut s'écouler entre le traumatisme et l'apparition d'un SRT. Donc, il faut noter sa grande variabilité. Il n'est pas exceptionnel de rencontrer, en pratique, des délais de plusieurs années, ce qui peut poser des problèmes délicats d'expertise. La notion selon laquelle certaines réactions au traumatisme peuvent disparaître sans séquelles doit être considérée avec prudence, car cette phase de latence peut être totalement asymptomatique : notamment quand des suppléances se mettent en place et se montrent efficaces.

Mais ce n'est pas toujours le cas et on peut noter une diversité de symptômes et de conduites parfois isolées, parfois intriquées, non spécifiques du syndrome de répétition traumatique. Par exemple :

- le repli sur soi et le sentiment d'isolement,
- les difficultés d'adaptation dans le milieu antérieur et *a fortiori*, à des situations nouvelles,
- les conduites d'échec se rattachent souvent à la culpabilité de celui qui s'en est sorti, dans une identification à ceux qui ont "tout perdu" ou qui n'en sont pas revenus,
- les états dépressifs où les thèmes de deuil sont fréquents et les conduites suicidaires ne sont pas rares,
- l'hyperactivité et l'euphorie paradoxale ne sont pas toujours de bon pronostic. Elles masquent parfois une dépression ou une angoisse majeure,
- les plaintes somatiques, par le choix de la voie médicale, sont un mode privilégié de leurs relations, aussi bien dans le cercle familial que dans des consultations répétées auprès de différents médecins. Les consultations, les traitements s'avèrent toujours insatisfaisants

marqués, ici aussi, par le sentiment de ne pas être compris, ou d'être négligés.

Il faut faire une place particulière aux troubles du sommeil que l'on rencontre presque toujours, dans leurs diverses formes : difficultés d'endormissement, réveils fréquents, cris et mouvements désordonnés, terreurs nocturnes, réveil précoce, sommeil non réparateur. Signalons aussi la fréquence des conduites d'alcoolisation, l'importance des toxicomanies, avec une pharmacodépendance aux médicaments et particulièrement aux hypnotiques.

4. Le syndrome de répétition traumatique (SRT). Le syndrome de répétition traumatique est pathognomonique de l'expression symptomatique des troubles psychiques en relation avec le traumatisme. II est parfois évident et rapporté par le sujet. Néanmoins, ce n'est pas toujours le cas et il doit être recherché chez toute personne qui a été exposée à un traumatisme. Parfois, le patient peut taire ses symptômes car il pense ne pas savoir communiquer son expérience, ne pas pouvoir être compris ou, aussi, parce qu'il en a déjà parlé et que cela n'a pas été pris en compte. Bien souvent, il en éprouve une telle honte qu'il continue à se taire, comme il le fait depuis si longtemps.

Dans le SRT, c'est l'événement traumatique qui va s'imposer au sujet d'une manière insistante, répétitive, avec l'acuité d'un événement actuel. Le SRT est composé de quatre regroupements symptomatiques: le rêve ou cauchemar traumatique, la répétition à l'état de veille, la réaction de sursaut, l'inhibition.

- Le rêve ou cauchemar traumatique est la manifestation cardinale du SRT. Sa présence en est le sceau. Dans la forme typique, ce rêve reproduit à l'identique l'événement traumatique. Il répète, avec l'intensité du moment où elle s'est produite, les conditions exactes de la scène. Les lieux, les personnes, les circonstances se retrouvent comme dans le scénario initial. La fixité est une des caractéristiques du rêve traumatique. Parfois, il est présent toutes les nuits. Parfois, il disparaît – quelques jours, quelques mois – revient sans que le sujet ne saisisse la logique de cette présence-absence. C'est pourquoi il est encore plus désemparé face à cette survenue toujours possible, inopinée. C'est ce qu'il redoute le plus. L'horreur se rattache à ce rêve qui, comme au moment du traumatisme, le prend au dépourvu et le confronte « en vérité », disait l'un d'eux, au plus intime de son drame. Donc, le rêve se reproduit toujours jusqu'à cette limite, ce point où il s'interrompt sur l'absence de réaction qui avait prévalu au temps du traumatisme. Le réveil se fait dans un nouveau contexte d'angoisse mêlé à des sentiments de rage impuissante. Les sueurs, les tremblements, les palpitations, les cris, l'agitation désordonnée sont des manifestations qui marquent fréquemment la brutalité de ces réveils.

- Les perturbations du sommeil, en anticipation ou en écho du cauchemar traumatique, sont constantes.

- La répétition à l'état de veille. La journée du patient peut être entièrement organisée autour de la hantise que s'imposent à lui les conditions traumatiques et qu'il ne sache, encore cette fois, y parer. La rumination mentale faite de regrets, de stratégies plus ou moins magiques, d'élaborations de parades par des rituels, s'apparente à la pensée obsessionnelle. Elle est ressentie comme une obligation en même temps qu'elle n'atteint jamais son but. Véritable torture mentale, elle laisse le sujet épuisé et désemparé. Des gestes répétés pouvant prendre l'allure de tics reproduisent des mouvements de protection, ou des réactions vis-à-vis de la présence soudaine du vécu traumatique. L'attrait pour les occupations morbides (lectures, spectacles, cérémonies...), pour les situations à risque et les comportements qui remettent en jeu l'événement traumatisant, témoigne aussi bien de la tentative impuissante à maîtriser les effets du trauma que de l'incapacité à s'en détacher.

- La réaction de sursaut survient dans un contexte d'état d'alerte permanent, comme si la situation du traumatisme pouvait resurgir à tout moment. Tout peut faire signe de cette éventualité, surtout quand cela rompt avec le cours normal de l'occupation en cours. L'extérieur contient une menace indéfinissable par rapport à laquelle le sujet adopte une attitude défensive. Que ce qui le guette soit interne ou externe, il est toujours sur ses gardes afin d'éviter tout effet de surprise. Un fait minime, un bruit anodin, un incident, un retard entraînent des réactions disproportionnées : crises émotives avec sursaut, angoisse immédiate, tremblement plus ou moins généralisé, crises de larmes. L'irritabilité est une donnée constante de la relation aux autres.

- L'inhibition. Les attitudes de repli résultent de tentatives répétées du patient pour se protéger, en isolant ce qui lui semble menaçant. Il apparaît comme désintéressé par le monde extérieur. Il en résulte un sentiment de détachement et d'étrangeté. La distractivité et, au plus, les évanouissements sont, face à la menace vécue, une manière particulière pour le sujet de « s'absenter ». Le SRT est présent soit d'emblée, soit après un temps variable. Ce délai, après le traumatisme, est fonction de la capacité de la suppléance à l'endiguer et des circonstances signifiantes rencontrées par le sujet. L'effraction produite par le traumatisme a, comme nous l'avons dit, pu être recouverte. Ce qui a permis d'en contenir les effets pour le sujet. Les diverses suppléances qui se sont mises en place s'avèrent parfois très efficaces, mais aussi fragiles, transitoires. C'est lorsqu'elles viennent, pour des raisons particulières, à être défaillantes que se produisent les manifestations que nous avons décrites dans la phase de latence.

- Les modalités de suppléance à la rencontre traumatique sont diverses, mais non exclusives les unes des autres. En effet, elles peuvent se succéder ou coexister chez un même sujet, à des moments différents de son histoire. Citons, le recours à l'Idéal du groupe et plus généralement, le rassemblement autour d'un idéal se produit quand une communauté s'est formée autour d'un même trauma. S'en remettre à une figure de l'autorité ou du savoir, dans la personne d'un chef, d'un médecin, d'un prêtre, d'un homme politique est assez courant. S'identifier à une victime, se soutenir du désir de vengeance, et dans ce cas le passage à l'acte, bien que rare, n'est pas à exclure. Se vouer à une cause reprend, sous une autre forme, le recours à l'idéal dans sa version oblative. Signalons enfin, bien que cette description ne soit pas exhaustive, les activités qui visent à une sublimation et qui, pour le moins, permettent un bordage de la souffrance. Elles sont souvent articulées à un impératif de témoignage. La peinture (Otto Dix), l'écriture (Primo Levi) sont au premier rang de ces activités de sublimation.

- Le déclenchement du SRT se produit quand les suppléances ne suffisent plus. Le traumatisme peut se trouver réactualisé quand une situation rappelle, par quelque analogie, la rencontre traumatique. Ce peut être un deuil (d'un proche, d'une personne qui était sur les lieux où s'est produit le traumatisme, d'un compagnon de guerre...) ou ce qui le remet en mémoire (offices religieux du souvenir, commémorations...). Ce sont aussi les séparations affectives ou professionnelles, vécues comme des pertes insurmontables. La survenue d'un nouveau traumatisme peut être déterminante et rendre inopérant ce qui avait permis de parer au traumatisme initial. Les situations de guerre, les prises d'otages, les catastrophes naturelles, avec leur potentialité de traumatismes en série ou en cascade, recèlent ces conditions déclenchantes.

QUE PROPOSER ?

C'est surtout le traitement relationnel qui doit être privilégié. Les psychotropes trouvent leur indication pour les symptômes associés : dépression, anxiété, etc. Les circonstances de rencontre avec ces patients ne sont pas toujours, loin s'en faut, à leur initiative. Parfois, une longue trajectoire médicale, médico-administrative, ou institutionnelle a précédé ce moment. Il est des cas aussi où ils ont fait ce choix d'emblée : soit qu'ils aient été tout de suite sensibles à un conseil, soit qu'ils n'aient pas eu d'autre alternative, soit enfin qu'ils l'aient décidé eux-mêmes. Encore faut-il, dans cette dernière éventualité, faire la part de ce qui relève de la médiatisation actuelle de ces questions, comme ce sujet qui avait retenu d'une émission télévisée ce principe selon lequel « si on avait été traumatisé, il fallait aller voir un spécialiste ».

Ces patients qui sont passés si près de la mort, ou qui ont été confrontés à celle des autres, sont conduits à se demander ce que cela peut bien signifier que d'être vivant quand on a survécu à un tel événement. « Après ce qui m'est arrivé, qu'est-ce qui reste encore possible pour moi ? »

Pour un sujet qui présente des symptômes d'une névrose traumatique, ceux-ci font rarement énigme. Il a peu tendance à se poser des questions, mais plutôt de solliciter les différents médecins qu'il consulte pour qu'ils l'éclairent sur sa souffrance qu'il considère être hors du commun. L'ouverture que peut produire la rencontre avec le médecin se referme sur l'accident qui devient cause à tout résumer. Ils ont le sentiment de ne pas être entendus, compris par les médecins ou par quiconque d'ailleurs. Qu'on les interroge un peu plus précisément et cela est parfois vécu comme une remise en question personnelle insupportable, vite transformée en preuve de l'incommunicabilité de leur vécu.

A l'ambiguïté de cette demande, il ne faut pas s'empresser de répondre, surtout sur le mode de la complicité. L'écueil immédiat qu'il faut éviter, c'est de répondre en « contemplant avec lui l'horreur qu'il présente ». L'explicitation d'une compréhension personnelle de la souffrance exprimée, la complaisance avec la plainte du sujet induisent une relation d'empathie mutuelle qui exclut toute possibilité de travail psychothérapique.

Ainsi, on le voit, la mise en place d'une relation thérapeutique est difficile. Elle est parsemée de nombreux écueils, qui nécessitent patience et compétence pour être évités. Quelles que soient les difficultés, s'il se met à parler c'est qu'il en attend quelque chose. La réponse qui est donnée peut ouvrir ou fermer la possibilité d'un engagement dans la relation. Le caractère exceptionnel de ce qu'a traversé le patient n'est pas sans produire des effets de suggestion sur celui auprès duquel il formule sa demande. Pour le moins peut-on ne pas faire obstacle au déroulement de cette demande en ne répondant pas à ce qui est induit par le sujet. Prendre en compte la souffrance, faire préciser les conditions exactes de l'événement, diriger le patient sur le trajet qu'il doit faire dans son histoire personnelle, l'orienter en fonction de son dire vers la remémoration de sa position subjective au moment des faits, concourent à l'aider à se dégager de la fascination qu'exerce sur lui le traumatisme et à replacer celui-ci dans le cours de sa vie où il peut trouver à le lier.

Les entretiens préliminaires, qui peuvent se dérouler sur une très longue période, visent à évaluer le désir de changement du sujet et à ce qu'il se produise, dans cette mise en place du transfert, quelque chose qui fasse que la demande se trouve modifiée : que ce ne soit plus l'événement mais une question du sujet qui soit en jeu. Ce peut-être là le début d'un traitement psychothérapique, qui sera encore long, avec des oscillations inhérentes à ces états.

Ouvrons d'autres questions plus largement. Le *Post-Traumatic Stress Disorder*, tel que la psychiatrie américaine veut l'imposer au monde, va dans le sens de retirer la parole au sujet souffrant. Cela ouvre à une autre interrogation prise dans l'actualité : celle de la réponse faite actuellement aux sujets qui se sont trouvés dans des situations exceptionnelles. Créer des « cellules », des centres de soins spécifiques pour le traumatisme, c'est postuler qu'il y aurait, pour les personnes qui s'adresseraient à ces lieux, une réponse à ce qu'ils ont rencontré, à ce qu'ils ont traversé. Alors ce n'est plus la demande qui initie la relation mais l'offre qui l'anticipe et qui l'organise. On en devine les impasses.

Alors, vient une autre question : que faut-il penser de l'intervention sur les lieux mêmes de l'événement ? Est-ce qu'il faut aller sur les lieux ou pas ? Et si on y va, c'est pour quoi faire ? La priorité absolue est de sauver les vies, donc elle ressortit de l'acte médical d'urgence. Néanmoins il peut être nécessaire de traiter un certain nombre d'états psychiatriques aigus sur place : agitation, angoisse. Peut-être aussi qu'il est important de trouver un interlocuteur à qui s'adresser dans l'instant. Cela à mon sens doit se faire dans la plus grande discrétion et ne pas se constituer en réponse.

Il faut là dénoncer l'illusion que, de parler immédiatement du traumatisme – dans la dimension ancienne et vite abandonnée par Freud de l'abréaction – ne prévient en rien l'apparition ultérieure d'un syndrome de répétition traumatique.

Encore une question : doit-on parler dans les médias ? « L'éthique du médecin implique le respect dû à l'intime de chaque sujet, quoi qu'il en soit, des raisons qui font converger vers lui l'attention des médias. » Il existe aussi une éthique du silence.

Toutes les rencontres traumatiques ne produisent pas les mêmes effets quelle que soit l'intensité apparente de l'événement. Chaque sujet répond avec sa singularité, selon le moment où se produit la rencontre, selon la résonance qu'elle peut avoir avec sa propre histoire, mais aussi selon la position qu'il adopte face à cette expérience unique. Il peut invoquer le hasard ou l'implication des autres, faire appel à la médecine, à la religion ou à l'Etat. Que sa propre mort ait été en jeu ne le rejette pas du côté des victimes. Il lui revient aussi de s'interroger sur la part qui est la sienne dans les effets de la rencontre traumatique.

Colonies : la lettre en souffrance

Alice CHERKI

Freud n'a jamais tranché dans le débat entre traumatisme et fantasme, même s'il a modifié sa position par rapport à la séduction réelle dont l'hystérie serait l'objet et a privilégié la notion de l'après-coup du trauma. Y insister comme « archive » de la sexualité infantile n'est pas négligeable mais cet après-coup est à entendre comme tentative de subjectivation, comme insistance pour le dire en termes freudiens, d'une possible liaison du processus primaire et du processus secondaire.

En outre la position de Freud est plus complexe quand il aborde les névroses traumatiques dans *L'au-delà du principe de plaisir* en 1919. A leur propos il évoque longuement l'insuffisance des mécanismes du moi et surtout il insiste sur la non-liaison en traces mnésiques des « fueros enkystés » de l'appareil psychique, signes de perception qui n'ont pu faire l'objet d'une seconde inscription les transformant en traces mémorielles, autrement dit opérant leur traduction en traces psychiques. Même si apparemment le facteur économique prédomine pour lui sous forme quantifiable de l'excitation[1], il souligne bien qu'il manque une possibilité de réinscription de ce qui est resté en suspens et qui n'est justement pas de l'ordre du souvenir. Il nous laisse en

[1]S. Freud, 1916 : « Nous appelons ainsi un événement vécu qui, en l'espace de peu de temps, apporte dans la vie psychique un tel surcroît d'excitation que sa suppression ou son assimilation par les voies normales devient une tâche impossible, ce qui a pour effet des troubles durables dans l'utilisation de l'énergie. »

héritage d'articuler, si nous le pouvons, le temps d'énonciation et de réinscription possible de ce qui était resté en suspens, en silence.

Ceci rend caduque l'idée d'une querelle entre Freud et Ferenczi, d'ailleurs plus imaginaire que réelle, si l'on en croit leur ultime correspondance : « Vos nouveaux points de vue annoncés sur la fragmentation traumatique de la vie psychique, me paraissent très inspirés; ils ont quelque chose du grand mouvement de la théorie génitale. Je pense seulement, compte tenu de l'extraordinaire activité synthétique du moi, qu'on ne peut guère parler du trauma sans parler en même temps de la formation cicatricielle du moi. Car cette dernière est également la cause de ce que nous voyons. »[2]

Dans cette lettre, Freud répond explicitement à la conception du traumatisme selon Ferenczi dans laquelle celui-ci avait déjà mis l'accent sur l'impossible élaboration et qu'il avait étendu à une théorie plus générale de la confusion des langues entre l'adulte et de l'enfant.

Son insistance sur la place du silence et du déni dans l'organisation du trauma est fondamentale. Il souligne comment le mensonge et le désaveu de l'agent traumatisant, disant « tu as menti, ce qui a eu lieu n'a pas eu lieu », pérennise le trauma, empêche son élaboration psychique. C'est la négation du vécu de l'enfant, véritable désaveu, qui transforme la scène en trauma et entraîne du côté du traumatisé une fragmentation psychique aboutissant à une part morte du moi, inaccessible à la verbalisation. Cette part morte reste encryptée mais omniprésente, en attente d'une autre scène possible de réinscription.

L'intérêt de Ferenczi, et à sa suite de Maria Torok et de Nicolas Abraham, est d'avoir insisté sur ce silence par impossibilité de verbalisation. Il ne s'agit alors plus, dans l'espace d'une cure, d'attendre la résurgence de souvenirs mais de faire advenir une symbolisation de cette part morte enkystée, soumise elle-même à la *Verleugnung* (déni) au sein de l'appareil psychique et non au refoulement.

Ce que l'on nomme un peu trop rapidement traumas historiques ne sont-ils pas des catastrophes dans le réel qui, non élaborées, sont maintenues dans le suspens traumatique parce qu'elles ont été occultées, « silenciées » pourrait-on dire par déni dans l'après-coup de la catastrophe ? Il s'agit là d'un véritable retournement de la fonction

---

[2]*Correspondance Freud/Ferenczi*, vol. 3, « Années douloureuses 1920-1933 », p. 450.

de garant symbolique que les instances de la culture seraient censées fournir. En lieu et place de représentations possibles, universalisables et partageables de la catastrophe s'impose la censure de celle-ci, déni, silence : ce qui a eu lieu n'a pas eu lieu.

Ces quelques propos me permettent d'introduire mon propos sur ce que le parcours de Fanon permet de mettre en évidence, d'une évidence actuelle, ce que fut la colonisation en Algérie. La colonisation en Algérie a eu pour effet de s'appuyer, d'ailleurs au nom de la culture et de la civilisation, sur l'exclusion de tous les systèmes symboliques dans lesquels étaient inscrits les colonisés.

Exclusion faite par la dévalorisation et le rejet explicite des langues, des récits, des modalités de transmission, des référents, bref de ce dans quoi puise tout *infans* à sa venue au monde et à son entrée dans la langue. Qu'advient-il alors de l'organisation des traces mnésiques, bagage de sa singularité ? Qu'advient-il de la double inscription nécessaire pour qu'il y ait des traces psychiques accessibles au refoulement et de ce fait à un possible retour du refoulé ? La capacité de se souvenir pour oublier est intimement liée au refoulement, alors que forclusion (*Verwerfung*) et déni (*Verleugnung*) rappellent sans cesse la lettre en souffrance en manque d'inscription et de destinataire.

La violence, singulière et collective, qui accompagna les guerres de décolonisation et notamment la guerre d'Algérie n'a pas été plus élaborée au lendemain de ces guerres qu'au cours de celles-ci. Bien au contraire, pendant plusieurs années « silenciation », déni, confiscation des archives, élaboration dans le meilleur des cas d'une histoire falsifiée, fondée sur une logique du « ou bien, ou bien », ou encore de mémoires monumentales ne se recoupant pas entre elles.

Dans le même temps fut passée aux oubliettes la réalité de la situation coloniale, fondée sur le déni et drainant une violence, implicite mais permanente.

Pour rester au plus près du champ qui nous concerne plus directement comme acteurs de « la santé mentale », il suffit pourtant de rappeler au souvenir ce que fut la psychiatrie dans les années 50 dans une situation coloniale telle qu'était l'Algérie, colonie de peuplement. Elle était certes analogue à celle qu'on pouvait rencontrer dans un grand nombre d'hôpitaux français de l'époque d'avant les neuroleptiques avec chronicisation, gardiennage, camisole de force et malades travailleurs recrutés parmi les cas chroniques les plus « calmes ». Elle reflétait cet état mais dans un miroir grossissant.

En outre, alors que dans certains hôpitaux français, au décours de la deuxième guerre mondiale, s'était mise en place la psychothérapie institutionnelle, celle-ci était largement inconnue en Algérie, aussi bien pour les pensionnaires européens que musulmans et à des années-lumière des préoccupations des psychiatres en poste. Plus encore, la clinique universitaire d'Alger qui devait être en principe un lieu de formation était elle-même très singulière. Y dominait la théorie du primitivisme. Cette théorie est connue et est partagée par tous les psychiatres de l'école d'Alger.

Selon cette doctrine, les indigènes nord-africains se caractérisent par un développement psychique primitif : leur vie psychique est dominée par les instincts et fait peu appel aux facultés mentales les plus développées. Abouliques, ils manquent de curiosité intellectuelle, présentent une inappétence native pour le travail, sont incapables de soin et de logique dans leurs activités professionnelles. Manifestant une tendance marquée pour le mensonge et l'insolence, ils sont soumis à une impulsivité criminelle qui les rend potentiellement dangereux. L'origine de ces traits est à rechercher dans une immaturité génétiquement fixée du développement cérébral : chez l'indigène, le cerveau inférieur (diencéphale) prédomine sur les structures corticales supérieures.

D'aucuns pourraient mieux développer que je ne pourrais le faire en quoi cette théorie ne faisait pas scandale dans la pensée dominante prise dans une anthropologie d'époque.

Ce qu'il faut peut-être souligner c'est en quoi elle était le reflet exact d'une adéquation quasi délirante à la logique d'une société coloniale telle qu'elle prédominait en Algérie. Cette logique n'avait pas son équivalent dans les pays du Moyen-Orient où sévissait la présence étrangère mais où le cosmopolitisme avait sa part de respiration, ni même sans doute avec les pays voisins du Maghreb. Car n'existait pas dans ces « protectorats » la même coupure épistémologique que dans l'Algérie (trois départements français), même si les structures des hôpitaux psychiatriques de la Manouba en Tunisie et de Béréchid au Maroc ressemblaient beaucoup à celles de l'hôpital psychiatrique de Blida. Cette conception ne faisait pas scandale car elle indiquait bien l'ordre de l'évidence de ce que Fanon appellera ultérieurement « deux mondes coupés l'un de l'autre ».

La conception de Fanon, élève de Tosquelles, était très éloignée de celle des psychiatres de l'époque en Algérie. Elle était fondée sur une conception de l'aliénation prenant en compte le malade mental comme un autre, en tant qu'être parlant. Ce qui était essentiel pour lui était le rapport médecin-malade et la transformation de l'asile en institution soignante. Ne pas répondre à la violence par les forces de l'ordre ou la camisole mais repérer ce qui conduisait le malade à l'agir, privilégiant en toute occasion la parole. Il s'agissait de repérer ce qui avait manqué, la lettre en souffrance qui insiste pour se faire entendre. En outre, la théorie du primitivisme pour cet Antillais qui avait déjà écrit un essai sur la désaliénation du Noir, plus connu sous le titre *Peau noire, masques blancs*[3], était tout comme les propos de Carothers faisant de l'Africain normal un Européen lobotomisé inacceptable. Inacceptable à double titre : certes d'abord en raison du substrat organiciste que l'on peut nommer racisme biologique, mais également en raison de la conception profonde que Fanon avait de la psychiatrie, interrogeant l'aliénation[4] dans toute sa dimension sociale, politique, subjective. Ce n'est que progressivement à la lumière de sa confrontation avec ses patients et les composantes de la société que Fanon découvrira et élaborera sa conception, de 1956 à 1960. Les effets de la suprématie, de la souveraineté d'une culture dominante recommandant la dévalorisation et le rejet de la culture du dominé, en l'occurrence le colonisé, il avait déjà commencé à les repérer à Lyon dans son expérience de noir minoritaire et auprès de patients ouvriers maghrébins. Mais sa trouvaille en 1956 est que le racisme culturel vient se substituer au racisme biologique et surtout que la culture ainsi dévalorisée ne disparaît pas mais s'enkyste et reste enkystée momifiée. Ceci ressemble à un énoncé ferenczien sur les conséquences du traumatisme à une époque où Fanon n'avait pas eu accès à Ferenczi et n'avait lu de Lacan que le stade du miroir et les complexes parentaux. La situation coloniale sera présentée à juste titre sur un mode quasi structural au-delà des « bonnes volontés individuelles ». Deux mondes coupés l'un de l'autre sous forme d'exclusion, exclusion qui repose sur la violence. Pour le dominant, le colonisé ne comprend que la force, il est transformé, regardé – d'un regard qui passe au travers de lui pourrait on dire – il est pure

---

[3]Réédité aux éditions La Découverte.

[4]Aliénation, terme qui paraît aujourd'hui désuet et pourtant c'est bien à partir de cette notion que Lacan élaborera le « vel », fondement du sujet divisé.

transparence, considéré comme un objet ou au mieux au plus près de l'animalité ou encore le paradigme du mal absolu.

Quant au colonisé, il ne trouve aucun acquiescement de son image dans le regard de l'autre, un regard, qui, quand il regarde, « inhibe et brûle » selon l'expression d'Imre Hermann. L'accroc est d'autant plus irréparable que le relais n'est pas pris dans la langue et qu'au contraire le langage dominant impose l'assujettissement. Pour les plus favorisés d'entre eux, il ne reste pas d'autre choix que d'être pris et de s'inscrire dans ce que Derrida appellera « le monolinguisme de l'autre », avec accumulation de lettres en souffrance.

Entre ces deux forces binaires, deux systèmes antagonistes où l'un domine l'autre, il n'y a pas de conduite de vérité possible. Le colonisé se réfugie dans la soumission apparente, dans un double mouvement d'assujettissement et en même temps de désaveu qui peut porter sur tout ce que représente le colonisateur, y compris l'instrument juridique ou le soin. Dans le cadre de cette aliénation, s'opère souvent une identification partielle à l'image qu'il voit, devine ou constate dans le regard du colon, identification qui peut aller jusqu'à se considérer comme un déchet. Mais dans le même temps subsiste une part enclavée que Ferenczi a décrite comme part morte du moi. Cette situation infiniment violente, sans espace de médiation, sidère la pensée et pétrifie le corps, elle précipite dans un réel en deçà des mots. Comment en sortir ? Imaginairement par des rêveries, une fantasmatisation intense mais plus encore par une croyance en des cultes et des dieux qui terrifient et en même temps rassurent parce qu'ils seraient plus puissants que le colonisateur. Toutefois la catharsis n'offre pas de résolution réelle.

Le plus souvent la sidération file vers la mort ou la montée de violence au destin indécidable. De ces corps pétrifiés, en excès, surgissent des décharges motrices erratiques et impulsives conduisant souvent « au meurtre du plus proche ou à l'autodestruction ». Relisez *Le cadavre encerclé* de Kateb Yacine ou *L'étranger* de Camus et vous y reconnaîtrez l'écriture symptomatique de cet état. Véronique Nahoum-Grappe plus récemment, à partir de l'expérience de la Bosnie, décrit très bien comment la violence politique, devenue progressivement criminalité politique mais légitimée par le pouvoir en place fait, au un par un, atteinte des corps et sidération de la pensée. Aucun récit ne peut en être fait. Cette sidération du réel dont dans l'instant aucun récit ne peut rendre compte opérait pour beaucoup dans la légitimation politique et civilisationnelle de la violence coloniale.

Fanon insistait sur le désenclavement de la culture encryptée : ce n'est pas pour mettre sur le devant de la scène le contenu de cette culture et encore moins lui donner un statut d'origine ou de références mythiques obligées auxquelles le sujet est sommé de s'identifier; c'est pour qu'il puisse sans dévalorisation ou déni, sans conflit de souveraineté de systèmes symboliques antagonistes, trouver les montages fictionnels et métaphoriseurs à travers lesquels il se subjectivera, construira repères et traces sans empêchement d'effacement de la trace.

J'insiste sur le fait que Fanon pensait une culture en mouvement, toujours altérée. Ce fut l'objet d'un désaccord dès 1952 avec Octave Mannoni écrivant *Psychologie de la colonisation.* Cela fait résonance aujourd'hui comme dissensus d'avec le culturalisme et une certaine tendance de l'ethnopsychiatrie actuelle.

Nous avons aujourd'hui affaire avec l'héritage de cette situation coloniale, qui eut pour conséquence en Algérie une guerre longue, cruelle, excessive. Et cet héritage est marqué non pas tant par la situation qui eut lieu que par le fait qu'elle est restée dans le suspens traumatique du fait de la censure, du maintien dans le silence et même dans le déni. Car ce qui nous concerne aujourd'hui, ce sont les effets de déni et de silence sur lesquels Ferenczi avait insisté non seulement dans l'instant mais dans l'après-coup. Car si l'actualité nous rattrape, le plus important pour notre propos est de savoir comment sont affectés dans leur singularité ceux qui n'ont pas eu d'autre choix que d'en être nés. Ils ont en héritage d'avoir à porter le lieu de l'effraction traumatique sur la scène de la représentation. Il revient aux descendants d'avoir à élaborer, à métaphoriser ce qui, soumis au déni et au clivage chez les parents, passe en direct comme figures encryptées, telles des pierres tombales vides de leurs occupants qui insistent pour trouver un lieu d'inscription, une autre scène. Ils n'y arrivent pas toujours, et nombreux sont ceux qui figurent parmi ceux que j'ai nommés « les enfants de l'actuel » d'après les guerres. Ils peuvent se sentir jetés sur terre comme s'ils en étaient chacun le premier habitant. Mais chez celui qui se prend pour le premier homme, les ancêtres redoublent de férocité et, pris dans la croyance absolue aux dieux obscurs, ce figé-errant s'abolit comme sujet pour ne pas s'anéantir. Il peut finir par se soumettre à cette assignation de et à l'origine, à la croyance en une origine originelle sans écart et sans perte qui ferait mur à l'errance au prix de la désubjectivation.

Or, porter le lieu de l'effraction traumatique sur la scène de la représentation suppose que les systèmes symboliques dominants, assortis de haine, ne se fondent pas sur l'exclusion, sur le déni, et permettent de mettre en scène pour les faire accéder à la conflictualisation les repères symboliques de la lignée ou tout du moins les traces qui font tenir le père dont on sait à quel point il fut lui-même réduit au silence, déjeté et crispé.

D'une transmission traumatique à sa traduction dans l'écriture

Janine ALTOUNIAN

N'étant ni psychanalyste, ni historienne, ni sociologue, ni écrivain autobiographe, je vous livrerai simplement dans cet exposé le témoignage d'un itinéraire d'analysante élaboré dans un travail d'écriture, d'une analysante « traductrice aux deux sens du mot », c'est-à-dire traductrice d'une langue à l'autre, pour ce qui concerne les textes de Freud[1], et traductrice amenant à l'écriture un passé traumatique infantile ou transgénérationnel qui ne disposait jusqu'alors pas de mots. En renvoyant d'ailleurs au livre de Claude Janin[2] montrant comment le trauma opère une « détransitionnalisation » entre réalité psychique et réalité factuelle, j'aurais envie de dire que toute « traduction » est une entreprise de transitionnalisation.

J'ai donc tenté, dans mes deux ouvrages[3], de mettre en mots la réalité interne dont hérite le descendant d'une catastrophe à

---

[1]En tant que co-traductrice et responsable de l'harmonisation dans l'équipe éditoriale des *Œuvres complètes de Freud/Psychanalyse* aux PUF ; cf. également *L'écriture de Freud, traversée traumatique et traduction*, Paris, PUF, éd. 2003.

[2]Claude Janin, *Figures et destins du traumatisme*, Paris, PUF, 1996.

[3]*« Ouvrez-moi seulement les chemins d'Arménie », Un génocide aux déserts de l'inconscient* (préface : R. Kaës), Paris, Les Belles Lettres, 1990, 2e éd. 2003 ; *La survivance. Traduire le trauma collectif* (pré- et postfaces : P. Fédida, R. Kaës), Paris, Dunod, coll. Inconscient et culture, 2000.

configuration spécifique, la mémoire « arménienne » des Arméniens de la diaspora m'ayant simplement servi d'exemple représentatif d'autres scandales de l'Histoire qui, soumettant les survivants d'un meurtre en masse à l'emprise du déni politique des morts, signifient que ceux qui ont été assassinés n'appartenaient pas vraiment à la communauté humaine de tous.

Cette configuration spécifique est celle d'une catastrophe avec destruction culturelle et donc d'une double déportation, soit celle de l'effacement du lieu où ça a eu lieu, doublé évidemment de la perte de la langue et des repères culturels susceptibles de l'inscrire dans le champ des autres, c'est-à-dire des « non-exterminables » du moment ; d'où ma sensibilité au *Silence de la mémoire* de Nicole Lapierre[4], aux écrits de Rachel Ertel sur la perte du *Yiddisch Land*[5] et aux réflexions de Jean Améry sur l'éviction culturelle et linguistique des juifs opérée par le totalitarisme nazi[6]. Autrement dit je suis beaucoup plus sensible au déni d'une destruction privée de statut qu'à la destruction elle-même et je privilégie, dans la réception du meurtre, non celui des êtres mais celui de ce qu'ils ont créé et ne peuvent plus transmettre, la perte en eux de l'*espace transitionnel* des liens aux autres, espaces de transmission, de fécondation, de création. J'essaye d'écrire sur ce qui, du fait des pertes (dans l'avoir) rend impossible les modalités de l'être-avec soi et avec les autres. D'où ma réception d'autres héritages du même type (E. Thomas, A. Ernaux, A. Camus, P. Pachet, J. Améry, P. Handke)[7], par la création d'un biface transitionnel au moyen de leur inscription dans mon écriture.

---

[4]Nicole Lapierre, *Le silence de la mémoire*, Paris, Plon, 1989.

[5]Cf. Rachel Ertel, *Dans la langue de personne, Poésie yiddish de l'anéantissement,* Paris, Seuil ; « Le yiddish : la langue et la crypte », in *Les Temps Modernes*, sept.-nov. 2001, p. 615-616.

[6]Jean Améry, *Par-delà le crime et le châtiment. Essai pour surmonter l'insurmontable*, trad. par Françoise Wuilmart, Actes Sud, 1995. Cf. le chapitre « L'extermination des hommes invalide leur langue par implosion du lien social chez Jean Améry », in *La survivance, op. cit.*

[7]Voir dans « *Ouvrez-moi seulement les chemins d'Arménie* », *op. cit.*, et la seconde partie de *La Survivance*, *op. cit.* ; les lectures-réceptions d'Eva Thomas *(Le viol du silence)* d'Andromaque, évoquant le destin de son fils chez Racine, d'Annie Ernaux (*La place*, *Une femme*, *La honte*), J. Semprun (*L'écriture ou la vie*), J. Améry (*Par-delà le crime et le châtiment*), A. Camus (*Le premier homme*), P. Pachet (*Autobiographie de mon père*), P. Handke (*Le malheur indifférent*).

I

Dans cette configuration spécifique d'événements traumatiques les imagos parentales sont mutilées et mutilantes car les parents n'ayant pas eu d'enfance, ne peuvent répondre de l'enfant qui, lui, est contraint à répondre d'eux afin d'inscrire son héritage, contraint donc à ignorer, lui aussi, les illusions nourricières de l'enfance. La promiscuité des corps aliénés à la précarité des besoins supprime toute triangulation susceptible d'insérer l'enfant dans le monde des jeux et des métaphores. Les liens familiaux sont incestuels du fait de l'écrasement des sexes et des générations. L'obligation de se souder face à la persécution a entravé les processus de différenciation et dans ces familles assujetties aux purs besoins, ce qui prévaut ce sont souvent les rapports d'emprise, fusionnels ou rejetants[8].

Il n'y a guère d'échanges intersubjectifs entre survivant et enfant, le survivant étant doublement clandestin : à lui-même, car il ne peut intégrer une part de son vécu, aux autres, car il a été effacé de la conscience du monde. « L'ailleurs de la mère », incapable de rêver, de contenir et convertir les affects de l'enfant, de le relier au père et au monde, se tait. Les parents non advenus à eux-mêmes ne peuvent investir l'enfant pour lui-même.

II

C'est pour ces raisons que j'ai insisté sur la nécessité pour les descendants de survivants d'acquérir la langue et la culture du pays d'accueil aux idéaux universalistes ambigus. C'est en s'étayant sur eux, qu'il leur sera éventuellement possible de créer en quelque sorte subversivement un espace d'expression et d'échange avec ceux de « l'intérieur » qui aspirent à la connaissance de cette expérience-là, en tant que savoir sur la réalité de leur monde qui leur a été cachée, cet espace d'expression et d'échange étant le seul où puisse se métaboliser un travail de deuil. J'ai souligné à cet égard l'importance de l'Ecole républicaine démocratique[9] – en voie de disparition – et de ce que j'appelle mes mères adoptives, les institutrices.

---

[8]Cf. Claude Racamier, *L'inceste et l'incestuel*, Ed. du Collège, 1995.

[9]Cf. le chapitre « Angoisse de ne pas exister et apprentissage de la parole subjectivante chez Renée Balibar, Jacques Rancière », in *La survivance*, *op. cit.*

Il s'agit en somme, pour le descendant de cette histoire, de la nécessité d'instaurer, au moyen de l'ouverture créée par cet échange, une inscription institutionnelle dans les lieux de survie et notamment une inscription par l'écriture. L'institution scolaire de la République « démocratique » apportait autrefois une tiercéité étayante qui venait fissurer la perception victimaire du groupe d'appartenance. Acquérant cette double filiation où il y avait, d'un côté, des parents rescapés d'une extermination clandestine des êtres, du lien social, des valeurs culturelles, et de l'autre, des parents adoptifs, fantasmés comme échappant à toute menace, offrant un lieu d'accueil et d'acculturation ambiguë, l'enfant pouvait à l'école apprendre la langue du conflit. Celle-ci transmettait en effet l'apprentissage subversif d'une langue qui, minoritaire pouvait s'inscrire dans la majoritaire et la transformer. L'Instruction publique pouvait faire brèche dans le ghetto stérilisant d'un rapport purement fonctionnel à une langue instrumentalisée car, malgré l'ambiguïté de ses idéaux républicains ou grâce à elle, elle produisait à son insu du tiers et, par là même, de l'héritage. Elle transmettait à l'enfant, témoin de l'ailleurs des bas-fonds, non seulement la langue et la culture *étrangères* des nantis du langage mais aussi l'aptitude d'un traducteur à passer de son monde à celui des autres.

Il faut pourtant objecter que ce « salut par l'école » et son imaginaire ouvrant aux plaisirs de la vie, plaisirs aux autres et à la poésie du monde, est sans doute différent pour les enfants des juifs déportés *d'ici* et non des lointaines contrées de l'Empire ottoman !

Cette position tierce et ses illusions nourricières ne sont évidemment devenues possibles dans le cas qui m'est familier que par la transplantation du vécu traumatique d'Orient en Occident.

III

Comme mon parcours se situe à l'intersection de l'histoire collective et de l'histoire psychique individuelle, soit entre réalité psychique et réalité des faits historiques, il m'est plus facile de l'évoquer par la métaphorisation à l'œuvre dans l'écriture que par un exposé théorisant, d'où les quatre extraits spécifiques de mon itinéraire que je vais lire après un très bref rappel historique :

Les Arméniens de la diaspora sont les restes d'une extermination – jusqu'à ce jour non reconnue par l'Etat héritier du crime – que les puissances de l'Entente avaient, en dépit de leurs sympathies ou réprobations sans effets, « laissé faire », afin de ménager leurs intérêts dans l'Empire ottoman devenu la Turquie kémaliste de 1919. Les rescapés, ces « réfugiés » violemment expulsés d'un Empire d'Orient, dont ils avaient été les otages pendant le conflit de la Première Guerre mondiale, mais dont l'Occident comptait, pour sa part, tirer largement profit, trouvèrent « refuge » dans une « terre d'asile » dont les alliances venaient d'obéir, dans les accords conclus après la guerre, aux logiques de la Realpolitik occidentale. Autrement dit, l'actuel « pays d'accueil » où vivent, par exemple en France, leurs descendants n'est pas sans porter quelque responsabilité et dans la catastrophe qui les avait jetés là, et dans le silence et l'oubli dont ils y furent l'objet. Le génocide de 1915, non reconnu par l'Etat héritier du crime, n'est pas inscrit dans la mémoire occidentale car il eut lieu sur le versant oriental du contexte géopolitique de la Première Guerre mondiale, contexte prétendument *inactuel* face aux enjeux économico-politiques du jour avec un Etat qui, malgré les démentis apportés par les violences destructrices exercées sur ses Kurdes et ses opposants, est censé porter la bannière de la laïcité démocratique au sein des fondamentalismes islamiques. Cet « oubli » est encore à l'œuvre dans les obstacles insurmontables qu'a semblé rencontrer le Sénat français à mettre à son ordre du jour le projet de loi du Parlement qui, après plus de 80 ans et au grand dam des « affaires étrangères », reconnaissait publiquement, en mai 1998, le génocide arménien. La loi ne fut définitivement adoptée par la France que le 18 janvier 2001. Mais les mêmes péripéties agitèrent le Parlement européen qui, ayant reconnu ce génocide depuis janvier 1987, posait comme condition d'adhésion de la Turquie à l'Union européenne, la reconnaissance de ce génocide, votait néanmoins, en octobre 2001, un rapport ne contenant pas cette clause et effaçant donc des conditions à remplir par la Turquie pour adhérer à l'Union européenne, la reconnaissance du génocide arménien pour, en février 2002, la rétablir à nouveau ! Le dernier sommet de Copenhague de décembre 2002 n'en fait plus aucune mention.

IV

Le premier extrait concerne ce que certains psychanalystes appelleraient « le père de la préhistoire » : il est tiré du Journal de Vahram Altounian, *Tout ce que j'ai enduré des années 1915 à 1919* :

« Quand nous sommes arrivés à Antarin, nous étions harcelés d'un côté par la faim, de l'autre par les saletés. Les chiens déchiquetaient les morts, personne ne les enterrait. Tout alentour sentait mauvais [...]. Là nous avons constaté que les gens mangeaient des sauterelles. Des mourants, des morts partout... Mon père était très malade... Bientôt il n'y a plus eu de sauterelles, car tout le monde en avait mangé. Et la déportation n'en finissait pas... Ma mère a dit : "Notre malade est très gravement atteint et partira la prochaine fois" [...] "Vous osez parler ?" a dit un gendarme et il a frappé à la tête de mon père. Ma mère suppliait... qu'on la frappe, elle, et qu'on laisse mon père. Sur ce, le gendarme a frappé ma mère [...]. Le jour de la mort de mon père, ils ont de nouveau déporté. Ils frappaient notre mère. Nous deux frères, nous pleurions. Nous ne pouvions rien faire, car ils étaient comme une meute de chiens... Ma mère : "Nous partirons quand nous aurons enterré le mort." Ils répliquaient : "Non, vous ferez comme les autres." Les autres... abandonnaient les morts et la nuit les chacals les dévoraient... J'ai pris un flacon de 75 dirhams, je l'ai rempli d'huile de rose et je suis allé voir le chef des gendarmes de la déportation... Je lui ai donné le flacon qu'il a accepté. Nous sommes restés encore un jour. Nous avons creusé une fosse et nous avons payé cinq piastres au curé. Ainsi nous avons enterré mon père. »[10]

Le second extrait concerne l'enfant de l'auteur de ce *Journal*, devenue adolescente et vivant très inconfortablement sa place entre ce personnage paternel et ce que j'ai nommé précisément sa famille d'« adoption »[11], la – peut-être défunte – école de la République :

« Je me trouvais, comme dans un cauchemar insolite voire impudique, dans un lycée de "classes préparatoires", au bureau de la surveillante générale, entre celle-ci et mon père. Jusque-là, je m'étais arrangée au cours de ma scolarité pour esquiver cette insoutenable confrontation entre l'école laïque française et ce rescapé du désert dont je portais le nom, l'unique grand homme pour moi, mon père. Ma mère n'assumait guère ces fonctions de représentation où il ne restait plus "rien" à représenter, et le règlement était ici impératif. Or mon admission en classe de Lettres supérieures dépendait de cette épreuve

[10]*La survivance*, *op. cit.*, p. 57, et « *Ouvrez-moi seulement les chemins d'Arménie* », *op. cit.*, p. 93 sq.

[11]Cf. J. Altounian, « L'école de la République, jadis "mère adoptive" pour les sinistrés, l'est-elle encore ? », in *Les Temps Modernes*, *op. cit.*, p. 615-616.

au cours de laquelle je devenais nécessairement l'agent d'un triple désaveu.

Il n'y avait d'ailleurs d'épreuve que pour moi : pour la surveillante générale, cet homme parlant mal le français, dont l'air imposant et déplacé, les manières raides ignoraient les usages, cet intrus n'était nullement une recommandation rassurante pour une future élève des classes de concours. Je ne crois pas qu'elle fût ce qu'on appelle "raciste" mais la tradition et le règlement intérieur n'avaient pas prévu ce genre de candidature.

Pour mon père, cette employée de bureau rabougrie qui causait, pour perdre son temps, de choses incompréhensibles en ce bas monde – le niveau en version latine, la motivation de la candidate, le nombre de mentions obtenues –, cette femme sans saveur n'éveillait rien en lui, il n'était pas là.

Pour moi, mon destin était assujetti à son pouvoir, au verdict qu'elle allait prononcer. Devant elle, je devais me désolidariser de la conduite cavalière de mon père. Dans le regard de celui-ci, je lisais le dédain de me voir m'égarer dans des voies futiles et répudier les mères "illettrées", mais sages et avisées, de son Orient lumineux. Quant à moi, frappée de mutisme, je ne pouvais exprimer à cette femme combien, malgré mon incapacité à habiter ce carrefour sans rencontre, j'aimais les auteurs, ses pères plus qu'elle peut-être, que j'étais pleine de gratitude pour ses semblables qui m'avaient appris à les lire et qui m'en avaient nourrie en temps de famine. »[12]

Le troisième extrait concerne la citoyenne française que je suis devenue, héritière de l'écolière d'autrefois et de son ambivalence quant aux institutions du « pays d'accueil ». Il illustre également la difficile position à assumer, au sein de cette ambivalence, entre la nécessité de se détacher des positions identificatoires victimaires et celle de leur rester à jamais fidèle :

« Le 29 mai 1998, le Parlement français votait la proposition de loi : "La France reconnaît publiquement le génocide arménien de 1915". J'avais pu assister à la violente émotion qui se lisait sur le visage des Arméniens les plus âgés lorsque, rassemblés devant l'édifice de l'Assemblée nationale, il leur fut donné – après quelque 80 ans d'attente – d'entendre leur *pays d'accueil* prendre officiellement position quant aux circonstances qui les y avaient amenés. Je ressentis

[12] « *Ouvrez-moi seulement les chemins d'Arménie* », *op. cit.*, p. 52-53.

moi-même d'abord une très vive joie, celle avant tout de pouvoir la partager avec les fidèles de *ma famille* qui avaient si longtemps œuvré pour obtenir cela !

Pourtant, à la vue de certaines larmes discrètes qui brouillaient les sourires de l'allégresse, un lointain souvenir d'affliction se raviva en moi : j'eus soudain sous les yeux les corps apeurés de ces petites vieilles en visite chez grand-mère qui, de semblables larmes dans le regard, se rassuraient quotidiennement d'être "restées en vie", d'avoir "quand même un toit quelque part" et "d'avoir, grâce à leurs enfants, de quoi manger..." L'intonation accablante de leur voix semblait me signifier : "Lorsqu'on a échappé au massacre des siens, ma petite fille, ce qui fait encore pleurer n'importe plus !" Cette nécessaire résignation était bien écrasante pour la fillette attentive d'alors dont les horizons, assombris par un tel message, ne sauraient guère s'ouvrir aux clartés du monde.

Alors, mon attachement à l'ancienne douleur héritée des grands-mères puis étouffée par les exigences de l'adaptation, dont elles-mêmes m'avaient montré la voie par leur soumission au destin, alors, leur triste savoir sur ce qu'elles avaient *vu* me désolidarisa brusquement de tous ceux qui se réjouissaient *d'être enfin reconnus.* Je ressentis une révolte, une indignation pour m'être ainsi, à la faveur du joli mois de mai, abandonnée à la joie du moment : s'il fallait en arriver à *un projet de loi* pour proclamer une vérité qui nous constituait, c'était donc bien le mensonge qui avait été jusqu'à présent la norme ! Et malgré les effets inattendus, voire tragi-comiques, de cette miraculeuse déclaration – les réactions violentes soulevées en Turquie par ce vote n'avaient-elles pas le double mérite d'authentifier *l'auteur*, pourtant non désigné, de ce génocide et de créer ainsi un embarras diplomatique mettant au grand jour les bases négatrices de la Realpolitik occidentale ? –, le questionnement réitéré d'amis pleins de sympathie – "Alors tu dois être contente ?" – augmenta secrètement ma colère. Pourquoi donc s'agissait-il avant tout de *moi* et qui plus est d'un contentement ? N'avaient-ils pas, *eux* aussi, à être affectés par l'impasse déshonorante à quoi aboutissaient les trop longs silences dénégateurs ? J'avais, plusieurs fois déjà, remarqué que, chez moi, la perplexité et l'agacement remplaçaient froidement l'élan harmonieux de la gratitude. »[13]

---

[13]*La survivance, op. cit.*, p. 57 et « *Ouvrez-moi seulement les chemins d'Arménie* », *op. cit.*, p. 93 sq. Je n'ai pu « lire-recevoir » ce témoignage paternel qu'une vingtaine

Le dernier extrait concerne précisément la visée d'un héritier de parents sans voix ou sans assignataires, qui reste à leur égard en dette d'un travail psychique destiné à inscrire leur destin dans l'écriture et le champ culturel du monde où ils ont survécu. Cette stratégie inconsciente des démunis qui, à travers leurs enfants, symbolisant après coup et dans « le camp des autres » une vie qu'ils n'ont pas vécue en tant que sujets, peut porter témoignage sur une réalité qui fut et continue toujours d'être la leur, celle des exclus du langage.

L'écriture vient alors créer un linceul aux morts sans sépulture, mais aussi une continuité générationnelle instaurant une place spécifique à l'écrivain héritier. Ecrire sera alors combler la lacune d'une parole absente dans la chaîne générationnelle. Certains titres de chapitre dans *La survivance* sont éloquents : « Mettre en mots, mettre en terre, se démettre des ancêtres » ; « Ecrire la rupture réinstaure l'héritage » ; « Inscrire l'après-coup du traumatisme parental pour s'inscrire dans une généalogie » ; « Etre en dette d'un texte à ceux qui furent sans “papiers” » ; « L'écriture de soi par l'inscription de l'autre » :

« [Dans *Le premier homme*[14]] Camus montre clairement le délitement des nouages symboliques entre générations chez ceux qui ne disposent, dans la langue de la culture, d'aucune représentation susceptible de refléter leur image, faute d'être reconnus pour ce qu'ils sont. Le système des signes, établi par la langue dominante, ignore en bonne logique la réalité de ceux qui sont mis hors d'état d'y accéder, de sorte qu'aucun mot n'existe pour métaphoriser leur condition réelle, empreinte au contraire d'un excès de réel par l'oppression qui pèse sur elle.

L'avortement de cette parole non advenue ou non recueillie, dépourvue de sonorité comme parfois dans les rêves, appellera donc précisément l'écriture en tant que substitut et procédure d'héritage. Que la fonction symbolisante, individualisante de la parole soit réduite à l'impuissance par analphabétisme ou proximité incestuelle avec le trauma parental, par absence de code ou mise à l'échec de l'encodage,

---

d'années après sa première publication (*Les Temps Modernes*, 1982) dans ma contribution (« De quoi témoignent les mains des survivants ? De l'anéantissement des vivants. De l'affirmation de la vie ») à l'ouvrage collectif *Témoignage et trauma. Implications psychanalytiques*, sous la dir. De J.-F. Chiantaretto, Paris, Dunod, coll. Inconscient et culture, 2004.

[14] Albert Camus, *Le premier homme*, Paris, Gallimard, 1994.

le descendant aura pour condition préalable à sa propre subjectivation de faire advenir cette parole, de *secondariser*, culturaliser un savoir familial absent à la représentation, trop présent à la perception inconsciente [...].

Le candidat à son histoire propre reste en dette d'un travail psychique à accomplir en lui-même, au point de jonction où tout lien l'articulant aux ascendants doit accuser nécessairement un écart différentiel le séparant d'eux, car une transmission ne s'effectue qu'à la condition d'octroyer son espace de liberté et de transformation à celui qui la reçoit[15]. C'est pourquoi il lui incombe de convertir des *faits* qui restèrent naguère inassimilables pour les siens en *événements* advenant à quelqu'un, c'est-à-dire à lui, en mesure à présent de les contenir et de les supporter au sein de sa propre évolution.

Ces faits ayant excédé, par leurs préjudices cumulatifs, la capacité d'intégration des parents, ils lui ont en effet été transmis inélaborables. Tout se passe alors comme si *la crainte de l'effondrement,* mise en évidence par le génie clinique de Winnicott[16] affectait non seulement l'individu, mais aussi l'héritage auquel celui-ci est assujetti. La crainte de l'effondrement devenue nécessairement moins intense et moins centrale par son passage à la génération seconde, il se dégage désormais chez cette dernière une capacité à la convoquer dans le site de sa propre langue et le temps de son propre vécu, répétitif par identification. Si l'effondrement peut enfin avoir lieu il instituera, de son surmontement même par le descendant, un lieu de vie qui ne sera plus un lieu d'exil, un marcottage se substituant à l'enracinement manquant, une généalogie remontant *à la recherche du temps perdu.* »[17]

*

A la fin de son intervention dans le séminaire, un certain nombre de questions ont été posées à Janine Altounian. Elles concernaient la place du témoin, la transmission problématique des parents à leurs enfants, la question de la honte, des secrets de famille, etc. Pour

[15]Cf. Jacques Hassoun, *Les Contrebandiers de la mémoire,* Paris, Syros 1994, p. 14.

[16]D. W. Winnicott, « La crainte de l'effondrement », in *Nouv. Rev. De Psychanal.* n° 11, 1975.

[17]*La survivance, op. cit.,* p. 143-147.

faciliter la lecture, les réponses de Janine Altounian ont été ici regroupées.

• Le fait que Primo Levi dise que les vrais témoins sont morts ne contredit pas ce que je dis. Le parent survivant est mort à une partie de lui-même, et c'est cette partie de lui-même que l'enfant de survivant doit ressusciter. Il vit dans une atmosphère où il y a quelque part un mort ; on ne sait pas où, mais c'est dans l'atmosphère. Il y a une promiscuité incestuelle. Le milieu parental est un milieu d'agglutination. La séparation qui existe a été déterminée par la persécution. Il y a les morts d'un côté, restés là-bas, de l'autre les vivants. La séparation entre les générations et les sexes n'existe pas. Il faut surtout survivre, travailler, se faire une place, manger, etc. La seule ressource à laquelle il faut alors nécessairement recourir, c'est l'exogamie.

Mon histoire inscrit celle des autres ; ce n'est pas une position philanthropique ou vertueuse ; c'est parce qu'on ne peut pas rester dans le ghetto des survivants, car ce qui se dégage inconsciemment du message parental, c'est quelque chose du style : « Il n'y a que nous de vrai (ce qui n'est pas faux d'ailleurs, parce que ce sont des parents qui détiennent bien une vérité fondamentale) et en-dehors de nous, il n'y a rien. »

Le descendant doit forcément nouer des liens avec ceux qui apparemment sont exempts de ces persécutions, c'est-à-dire avec le pays d'accueil ; c'est ce que j'appelle l'exogamie. Il s'agit là d'un lieu très inconfortable (voir la scène de l'école entre le père et la surveillante générale[18]) parce que les ascendants détiennent certes la vérité du meurtre, mais par ailleurs, si on ne tisse pas des relations avec ceux qui apportent la pensée, la culture et, malgré tout, le plaisir à vivre, on reste enfermé. C'est pourquoi ma position inclut évidemment une position politique ; elle est à l'opposé de tous les intégrismes politiques, quitte à être toujours traitée de « déplacée » (*positivement*, comme l'écrit Nicole Lapierre[19] avec beaucoup d'esprit).

Je passe auprès des Arméniens pour une Française, évidemment. Or, l'inclusion, c'est une mesure de salut public et alors, la grande surprise bénéfique quand on parvient à établir des liens avec les

---

[18]Cf. note 12.
[19]*Le Monde des livres* du 28 avril 2000.

« non-exterminables », fantasmés tels, on découvre que dans leur histoire, il y a la guerre de 1914, le viol d'une grand-mère je ne sais où, la Résistance, un exil politique violent, etc. Dans la poursuite de mon écriture, j'ai oublié l'histoire des Arméniens.

C'est-à-dire qu'on ne peut guère imaginer en fait d'héritage où les catastrophes n'existeraient pas. En tout cas, il me semble que les héritages harmonieux relèvent souvent du déni. Tout héritage contient des effondrements ; le problème est de savoir si on les reprend à son compte ou si on les laisse dans le désaveu.

• Je reviens un peu à ce que vous avez dit sur la crypte et l'imparable. A vrai dire, les parents parlent de ces choses. On dit toujours : « Ah, c'est parce qu'ils n'ont pas parlé, ils auraient dû dire. » Mais précisément, parler nécessite un refoulement. Or, il n'y a pas de refoulement. Donc, ce qui est parlé à ce moment-là, on se bouche les oreilles pour ne pas l'entendre ; ça ne passe pas. Et si ça n'est pas parlé, c'est dans les non-dits, ça vous habite tout autant. Donc, c'est le processus du parler qui ne peut pas se faire normalement dans les conditions où la parole, le travail des mots s'appuieraient sur un sujet déjà existant dans des liens œdipiens. Dans tous ces amalgames, il n'y a pas beaucoup d'œdipien, je dois vous dire. On est dans l'archaïque en plein ; on est dans l'emprise, dans le fusionnel, soit dans l'accaparement, soit dans le rejet. Je dis parfois – ce qui choque certains : « Les survivants ne sont pas vertueux. » Et le travail analytique, entre autres, consiste à mettre l'enfant ou le descendant en lien avec néanmoins la vertu fondamentale de ces survivants, car s'ils ont survécu, c'est évidemment à cause du hasard, mais c'est aussi pour avoir en eux des qualités d'une haute culture. Sauver la vie, maintenir la vie est en rapport avec un savoir profond.

La question est donc : comment introduire de la séparation par rapport à des parents qu'on ne peut pas agresser puisqu'ils sont destitués, la mère est défaite. On ne peut pas les agresser. Or, il est dit que le sujet naît dans la haine ; ça n'est pas très simple. On ne peut pas les agresser, ils sont eux-mêmes abîmés, châtrés et muets, et bien évidemment, la « rêverie » de la mère n'existe pas. Je peux aussi vous dire que les positions que j'ai adoptées n'ont pas été préméditées. Je les ai découvertes au fur et à mesure de mon écriture et de mon travail d'analysante. Je suis convaincue que ce que j'appelle « la survivance », c'est une vie à rebours, c'est-à-dire qu'il faut pouvoir faire don en soi, aux parents en soi, d'une parentalité qu'ils n'ont pas pu avoir, de manière à se créer des objets internes habitables. N'ayant pas eu d'enfance, ils ne peuvent répondre de leur enfant et, par le tragique de la répétition, les enfants de survivants eux-mêmes n'ont pas d'enfance, puisqu'ils sont obligés de servir de parents à leurs propres parents. Quand je dis qu'une analyse amène quelque chose là-dedans, c'est-à-dire une rupture dans ce destin transgénérationnel, c'est pour être optimiste, car on ne peut être là parmi vous que quand on est optimiste.

• De même quand je parle de l'école démocratique et républicaine, d'abord je ne sais pas si elle existe encore maintenant[20] ; et puis, il est vrai, j'ai beaucoup aimé mes institutrices, celles que j'appelle « mes mères adoptives ». A l'école, il y avait de la rêverie, de l'imaginaire, ce qu'il n'y avait pas à la maison, et Camus décrit exactement la même chose dans *Le premier homme*[21]. Il y avait dans cette institution laïque des femmes non-détruites apparemment. C'est en tout cas ce que je pouvais transférer sur elles. J'ai beaucoup aimé l'école, c'est vrai ; je trouve qu'elle m'a sauvée. C'est elle qui m'a appris à écrire d'une certaine façon, bien que je n'aime absolument pas ça. Mais c'est quand même par l'école que j'ai pu apprendre les mots. Il faut dire aussi que l'école est un lieu très ambigu ; l'école républicaine, universaliste est aussi écrasante.

• Maintenant, concernant la transmission transgénérationnelle, la première génération, celle des survivants, est tendue complètement dans le faire pour survivre ; sa lutte est donc de l'ordre de l'opératoire, du factuel. La réalité psychique, on n'a pas le temps de s'en occuper ; ça n'est pas le moment car si on s'en occupait, on s'effondrerait. Donc l'effondrement n'a pas lieu dans la première génération. Dans la seconde génération, s'il y a un certain travail à ce moment-là, ça commence par la débâcle, par l'effondrement évidemment. C'est pour cela que je faisais allusion à la théorie de Winnicott, puisque Winnicott explique que le trauma n'a pas eu lieu dans le psychique et qu'il faut d'abord que cet effondrement ait lieu, il faut que le trauma advienne avec un travail. Là où se situe mon optimisme – qui n'est pas partagé par tous – c'est que si cet effondrement est repris et travaillé, cela réélabore quelque chose de l'ordre d'une vraie

[20] Cf. note 11.
[21] Albert Camus, *Le premier homme*, *op. cit.*

subjectivation qui se met en place. Si cet effondrement n'est pas repris à son propre compte par le descendant, l'effondrement peut se prolonger sur des générations. C'est ça que j'ai voulu dire, c'est une hypothèse.

• Concernant la honte, je trouve votre question très intéressante et je vais vous dire pourquoi. Cette scène que j'ai écrite en 1977[22], à chaque fois que je la lis, je me dis : « C'est en fait comme un souvenir-écran de scène primitive. » Il se trouve que j'ai été sollicitée par l'IPA pour présenter mes travaux lors d'un prix décerné à ceux qui avaient fait des travaux sur les génocides, la Shoah, etc. Ça m'a irritée, comme pour le vote au Parlement[23]. Je me suis pourtant dit : « C'est gênant ; si je ne présente rien, j'efface encore une fois l'histoire de mes ancêtres ; alors il faut que je présente quelque chose. » Et puis, manque de pot, j'ai été primée ; il a fallu que je fasse un topo au congrès de Barcelone. J'ai joué le jeu finalement parce que c'est en jouant le jeu que quelque chose peut changer, même avec des institutions imparfaites, parfois hypocrites ou ambiguës. Alors, j'ai joué le jeu et j'ai compris subitement que j'étais là propulsée avec mon histoire sur une scène internationale. Le scénario que j'étais en train de vivre, c'était une scène à l'envers de celle de l'écolière avec son père dans l'école[24]. Quelque chose se répète et à la fois bouge, si bien qu'au congrès j'ai cité cette scène initiale que répétait, en la modifiant, le scénario d'attribution du prix.

Le travail analytique permet d'introduire de l'humour dans le trauma : c'était très humoristique et dérisoire d'être primée. J'ai fait d'ailleurs un acte manqué le soir, puisque je n'étais pas là pour recevoir les fleurs qu'on m'avait offertes. Je ne savais pas qu'il fallait être là. Alors, quelque part, votre question m'a interpellée parce que je n'arrive pas à placer de la honte dans cette scène. Par exemple, la jeune fille n'a pas du tout honte de son père, elle n'a pas honte non plus de la surveillante générale. Mais alors de quoi a-t-elle honte, parce qu'elle a bien honte de quelque chose ? Alors je vous interroge, les psychanalystes, car je n'arrive pas à penser la question. Je crois qu'elle a honte du fait que ses deux instances, disons, parentales ne communiquent absolument pas, qu'en fait, elle n'est pas née d'une

---

[22]Cf. note 12.
[23]Voir *supra*, troisième extrait.
[24]Voir *supra*, deuxième extrait.

scène primitive qui aurait eu lieu. Je pense que la honte est là car c'est elle qui les réunit, qui les conjugue. Est-elle quelque part sous le lit ? Est-ce elle qui tient la chandelle, en constatant d'ailleurs qu'ils ne savent pas y faire, ni l'un ni l'autre ? C'est une figure particulière de honte, d'être témoin de deux univers, l'un de vérité parce qu'il sait que la mort violente existe, que la persécution existe et, de l'autre côté, l'autre protégé par une cloison étanche d'avec le monde de la violence. Je crois que je reviens à cette tiercéité à insérer de force, car être à cet endroit-là, je ne sais pas pourquoi ça procure de la honte. Je ne pense pas que c'est la honte d'être vivant, mais c'est la honte de ne pouvoir faire coïncider deux univers. Est-ce que ça n'est pas la honte de la relation duelle, car la jeune fille est duelle avec son père, et elle est duelle avec son institutrice, et cette relation duelle ne comporte-t-elle pas quelque chose d'incestueux qui fait que la honte est là ? Il n'y a pas de tiers. Elle tente, mais cette relation duelle donne de la honte. Dans les secrets de famille qui ont obligé à une émigration, quand il y a eu déplacement de lieu, de territoire, déracinement psychique, on est porteur de quelque chose qu'on ne peut plus dire et comme mis entre deux univers qui ne communiquent pas, ça doit créer des situations analogues.

Dans l'introduction du texte de mon père, je parlais de temps mort, discontinu pour les parents et pour les enfants, de patrimoine délirant et de cauchemar obscène. Dans les alliances, on répète ; d'où la nécessité d'exogamie. Quelqu'un a parlé qu'il fallait se détacher, mais comment faire en présence d'un tel héritage ? On peut bien ne pas le prendre parce qu'il est étouffant. Mais pour s'en détacher, il faut l'avoir pris, évidemment. On ne peut quitter son père et sa mère que parce qu'il y a eu du lien. C'est ça, la difficulté, et c'est à cet endroit-là que quelque chose se fait dans la cure. Elle permet d'aimer des parents largement persécuteurs et mutilants et, pour se détacher, il faut les avoir aimés.

• A propos de la cure, c'est vrai qu'il y a souvent un débat chez les analystes sur la question : « L'analyste doit reconnaître la réalité historique des faits, sinon il devient négationniste », etc. Je trouve que c'est un faux débat. Moi, par exemple, je n'ai pas parlé pendant la cure du génocide arménien, sinon de façon allusive, pour expliquer les gestes de mes parents. Le problème n'est pas celui-là. Le problème, c'est que l'analyste qu'on devrait fantasmer dans le transfert, comme étant à l'abri de ces choses, puisse, du lieu de sa prétendue ignorance, accompagner, être là, dans le travail du patient et, de temps en temps, jeter des mots qui font des ponts entre un désastre qui, de toute façon, est impossible à dire et, de l'autre côté, je dirais, l'univers qui est fantasmé dans le transfert comme étant civilisé. Ce sont ces ponts qui constituent un lieu d'humanisation, de façon un peu mystérieuse, parce que, en réalité, il ne s'agit pas d'être compris, puisqu'on ne peut pas l'être… Il s'agit d'avoir dans l'analyste, ce parent qui n'a pas pu être là et qui écoute, un contenant, un repère. Il y a aussi ce que j'appelle la « syncope ». C'est-à-dire que lorsque l'analyste ne garde pas sa neutralité et devient un peu trop bienveillant, qu'il n'est pas trop orthodoxe par rapport à la règle fondamentale, ça déclenche évidemment une forte agressivité chez l'analysant parce qu'être reconnu, alors qu'on ne l'a pas été en tant qu'enfant, déclenche à ce moment-là de la haine, celle qu'on n'a pas pu vivre avec les parents. Cela déclenche une agressivité qui, jusque-là, n'avait pas pu se manifester et c'est une stratégie assez intéressante.

• J'ai essayé de montrer le parcours d'une fille de survivant d'un génocide perpétré en Orient, d'un survivant déplacé d'un monde oriental à un monde occidental. Dans la France de l'époque, on aimait plutôt les Arméniens car ils étaient chrétiens dans un monde musulman, mais on ne voulait pas d'ingérence en Turquie. Tout ceci est présent constamment dans la Realpolitik occidentale de nos jours pour d'autres situations géopolitiques. Le transfert d'un Arménien transplanté d'un lieu à l'autre permet ce qui n'est pas possible pour les descendants de la Shoah qui vivent au sein même des pays exterminateurs. Sur une terre d'accueil démocratique, ces illusions concernant « l'accueil » permettent, sans être dupe, l'élaboration psychique qui conduit à l'ambivalence et à la conflictualisation. Par contre, avoir eu un père déporté à Drancy, si c'est le voisin de palier qui a dénoncé le père juif, je ne vois pas très bien comment faire le travail ; c'est sans doute une autre démarche.

L'école, les institutions du pays d'accueil permettent l'entretien d'un fantasme de bienveillance ; il y avait un espace, même si l'institutrice ne comprenait pas. Il y a une place pour l'enfant à l'école pour un « lui » fictif, s'il travaille son rapport à la langue (par exemple Camus). Aux *Temps Modernes*, Simone de Beauvoir, modèle pour moi de l'institutrice, a accepté le texte de mon père en disant qu'il était « sauvage » mais qu'elle le prenait quand même.

• Sur la question de l'histoire, l'histoire ne fait pas enseignement. C'est très préoccupant parce que, si on s'imagine qu'il y aura un progrès, cet espace d'illusion peut ouvrir à une élaboration. Par contre, si on se rend compte que pas du tout, que la violence est partout, ça rejoint la problématique de la psychose, il n'y a pas de lieu-refuge. Je me demande si notre monde contemporain qui continue ses massacres, ses horreurs, n'interdit pas ce travail de transfert nourri d'illusions. Quand c'est partout, comment faire ? Je trouve mon travail trop optimiste.

Dans mon texte, « Une Arménienne à l'école », j'ai cité des vers de Racine qui pourraient définir le trauma. Et la poésie, c'est important !

« Que craint-on d'un enfant qui survit à sa perte
Un enfant malheureux qui ne sait point encore
Que Pyrrhus est son maître et qu'Hector est son père
S'est-il plaint à tes yeux des mots qu'il ne sent pas ? »

Quand on sait que Racine était orphelin... La poésie permet de penser. Il faut faire avec des lieux qui ne sont pas manichéens.

Les génocides viennent détruire tous ces liens qui se sont créés entre les cultures. Par exemple, lorsqu'on me demande pourquoi j'aime l'allemand, je réponds que j'aime l'allemand des Juifs allemands tels que celui de Freud, Kafka ; ce sont des lieux de vie culturels. Si ces horreurs prolifèrent, on ne peut qu'être inquiet.

• Sur la question de ce sur quoi l'on s'accorde, ce que vous dites – qu'on ne peut s'accorder que sur ce qu'on ne peut pas dire –, c'est très juste et très philosophique. Les liens ne peuvent se créer que sur fond de refoulement de part et d'autre, et l'érotisme se crée là-dessus.

• Par rapport à la question sur « dire le trauma », dire directement le trauma, c'est une monstruosité. Non seulement, je m'inscris en faux, mais c'est une attitude négationniste. Dire « oui ! oui ! tu as été violée ! », c'est une façon d'économiser l'espace psychique et, donc, c'est une négation du temps psychique. Quand on convoque des « psys » sur les lieux de traumatismes, on empêche les gens de vivre leur traumatisme. Ça existe à l'extérieur et à l'intérieur ; c'est une façon de dire que l'horreur se répand de plus en plus. Ce n'est pas par le dire que le traumatisme peut s'évacuer. La reconnaissance de l'analyste, ça n'est pas en parlant l'histoire des faits qu'on arrive à travailler l'histoire psychique. Claude Janin, dans son livre *Figures et destins des traumatismes*, parle de « détransitionnalisation ». Il y a rupture de l'espace transitionnel entre la réalité matérielle et la réalité psychique. Le texte de l'autre, tel que l'insère mon écriture[25], permet de « transitionnaliser ».

[25]Cf. note 7.

Quand le traumatisme de la perte a plastiqué la mémoire

Laurie LAUFER

> « Aucun visage, aucune parole, aucun trait de caractère de ceux qui furent mes proches. Ma mémoire a gommé tout l'humain de mon enfance. Rien d'EUX, surtout comme s'il n'avait jamais existé. C'en est presque choquant. Moi, cela me choque de pouvoir écrire trois pages sur les chats et pas même trois lignes sur ceux qui m'ont mise au monde. Je savais bien que c'est à cette ombre que je m'attaquais en décidant d'écrire ce livre. »[1]

LE PLASTIQUAGE DE LA MÉMOIRE

Le traumatisme de la perte a désagrégé la mémoire. Le traumatisme ouvre un gouffre dans lequel images, paroles, formes ont disparu. La mémoire a gommé tout l'humain de l'enfance laissant une place informe, un trou à l'endroit des images. Il y a eu par cette effraction un plastiquage de la mémoire, une explosion dans la psyché. Mais dans l'explosion, la disparition, la destruction laisse sur le sol des traces conservées, des empreintes incrustées dans la forme : dans le sol de la mémoire la disparition conserve des traces, qui ne sont pas des souvenirs mais le mouvement même de la mémoire : des fossiles. Il s'agit donc d'appréhender l'amnésie traumatique comme un

---

[1]A. Duperey, *Le voile noir*, Paris, Le Seuil, 1992.

mouvement dialectique, dialectique même de l'inconscient : suppression/conservation-apparition/disparition.

Comment faire le deuil de ceux dont on ne se souvient pas ? Comment faire le deuil lorsque la mémoire est gommée ? Peut-on faire le deuil d'une ombre ?

« L'arrêt sur image qui peut parfois résonner comme un arrêt de mort fige un temps d'où les monstres infantiles guettent un sujet exclu. Certaines configurations traumatiques ont ce pouvoir de détruire le temps dans les images, de rejeter un sujet hors du temps et de créer des images immobiles qui le regardent. En termes plus freudiens, il arrive en effet que des événements traumatiques soient restés en errance dans l'effroi, en figeant le temps du désir et des métamorphoses. »[2]

Perdre jusqu'à la mémoire de l'autre pose la question du temps et de l'image. Tout se passe comme si l'amnésie traumatique était l'identification psychique au disparu. La trace, le trait de l'objet perdu qu'il reste à l'endeuillé est son effacement même, la disparition de son image. Le souvenir s'est identifié à cette disparition. « Je n'ai pas de souvenirs d'enfance. »[3]

L'excès de l'effraction a créé une hémorragie telle qu'aucune liaison psychique ne semble possible. Selon Freud, le traumatisme est un débordement psychique par excès d'excitation, l'effraction traumatique est assez forte pour anéantir les pare-excitations.[4]

Tout se passe comme si cette explosion traumatique avait suspendu le mouvement psychique. La mémoire, c'est-à-dire le lieu mobile des images et des souvenirs n'est plus en mouvement, elle n'abrite plus le lieu psychique de la construction fantasmatique, de la fabrique imaginaire, mais elle devient un monument aux morts. Qu'est-ce qu'une mémoire qui n'imagine plus, qui ne fabrique plus d'images, sinon une mémoire vidée d'elle-même, fixée, neutralisée ? Une mémoire hantée par l'événement, devenant elle-même l'événement qu'elle dit avoir oublié.

---

[2]S. Le Poulichet, *L'œuvre du temps en psychanalyse*, p. 116-117.

[3]G. Perec, *W ou le souvenir d'enfance*, Paris, Denoël, coll. « Les Lettres nouvelles », 1975.

[4]S. Freud, *Introduction à la psychanalyse*, Paris, Payot p. 256-257 : « Le terme traumatique n'a pas d'autre sens qu'un sens économique. » Nous appelons ainsi un événement vécu qui en l'espace de peu de temps apporte dans la vie psychique un tel surcroît d'excitation que sa suppression ou son assimilation par les voies normales devient une tâche impossible.

« Ces événements qui se dressent dans le présent comme des pierres tombales de souvenirs ensevelis dans les profondeurs immobiles et inaltérables comme un monument. »[5]

La mémoire de l'endeuillé est le lieu monumental du mort. Le corps de l'endeuillé mélancolique deviendrait-il le monument au mort ? Son corps figé hors temps et hors espace devient le tombeau, le caveau du disparu. Le deuil impossible serait manifesté par le fait de servir de tombe au disparu.

Vivre à la place du disparu[6] ; se disparaître soi-même en somme, afin peut-être de conserver la mémoire du disparu.

L'endeuillé prend « la forme » d'un mort. Par le choc il devient un corps vidé de sa propre mort. Tout se passe comme si le traumatisme désincarnait le vivant, lui ôtait la chair. A l'endroit de la disparition de l'autre, il y a une disparition de la vie psychique de l'endeuillé. Le traumatisme a fait perdre la forme psychique qui appartenait à l'objet. Le traumatisme de la disparition provoque le vacillement même de la vie psychique.

« Le "choc" est équivalent à l'anéantissement du sentiment de soi, de la capacité de résister, d'agir et de penser en vue de défendre le Soi propre. Il se peut aussi que les organes qui assurent la préservation de soi abandonnent ou du moins réduisent leurs fonctions à l'extrême. Le mot *Erschütterung*, commotion psychique, vient de *Schutt*, débris ; il englobe l'écoulement, *la perte de sa forme propre* et l'acceptation facile et sans résistance d'une forme octroyée "à la manière d'un sac de farine". »[7]

Afin de ne pas se dissoudre, la psyché prend « la forme sans résistance » de l'événement : l'application violente de l'événement laisse sur la psyché une empreinte telle qu'elle en perd sa propre forme. Le « plastiquage » immobilise le corps psychique. L'empreinte est si forte qu'elle fossilise jusqu'à la parole même.

L'expérience du deuil traumatique ne serait-elle pas alors centrée sur le mouvement des images : réanimer la vie psychique des images

---

[5]S. Ferenczi (1916), « Deux types de névroses de guerre », in *Psychanalyse, Œuvres complètes*, vol II, Paris, Payot.

[6]P. Fédida, *Le site de l'étranger*, Paris, PUF, 1995, p. 4 : « [L'homme] aurait-il vécu jusque-là dans une telle identification insoupçonnée à son père disparu pour s'apercevoir aujourd'hui qu'il a, peut-être, vécu à sa place ? »

[7]S. Ferenczi, « Réflexions sur le traumatisme », *Œuvres complètes*, IV, Paris, Payot, 1982, p. 139.

enfouies, remettre en mouvement les fossiles infantiles, redessiner les contours fantasmatiques autour d'un gouffre informe que le traumatisme a ouvert. Devant la fixité de l'événement, la clinique du deuil traumatique reviendrait à tenter une remise en mouvement du fantasme. Comment dépasser l'injonction programmatique qui entoure la question du deuil (faire le deuil, les étapes du deuil) et replacer la question de la perte, de la disparition au centre d'un mouvement de subjectivation, de temporalité subjective, c'est-à-dire d'inscription de l'image-mouvement dans la vie psychique et son histoire ?

Le deuil est une symptomatologie du temps dans le sens où il s'agit de comprendre comment les fossiles, les sédimentations, les empreintes, les résidus vitaux peuvent être remis en mouvement. Comment survit et se métamorphose le traumatisme de la perte ? Sous quelles formes fantomatiques réapparaît le traumatisme, sous quelle forme fantasmatique peut-il se réinscrire afin que le mémoire reprenne le cours de la vie psychique ?

Le travail du deuil n'est pas alors de « faire revenir » le souvenir du mort mais de remettre en mouvement la mémoire, de « refigurer les images » afin qu'un contour se dessine et que le lieu de la vie psychique soit circonscrit. Tout se passe comme si le traumatisme de la perte avait atteint le sol même sur lequel peut s'édifier la vie psychique: l'inconscient, le fantasme. Il s'agit aussi de retrouver une mémoire corporelle de l'objet perdu.

Le traumatisme de la perte est une effraction qui génère une hémorragie, un flux d'excitation, il crée une déliaison irréductible à toute idée de réparation. Faire le deuil n'est pas une réparation, ni narcissique, ni objectale mais une reprise du mouvement de la mémoire.

Reprise, couture comme dans ce rituel juif, la *Queriah*, où il s'agit après la mort d'un parent de déchirer durant les sept jours du deuil ses vêtements. A l'issue des sept jours, l'endeuillé doit recoudre les vêtements en prenant soin de laisser les coutures de la reprise visibles. Cette visibilité contribue à l'apparition d'une trace s'inscrivant dans un mouvement. On a alors un récit et une image de ce récit, une lisibilité et une visibilité comme le dit Louis Marin[8].

L'expérience analytique du deuil procèderait alors à un « réaménagement optique » de l'événement dans l'organisation

[8]L. Marin, *De la représentation*, Paris, Le Seuil/Gallimard.

psychique. Quel est le regard posé sur l'événement ? Quel est le regard posé sur l'objet perdu ? Fantasme et empreinte prennent corps comme fil de trame et de chaîne dans le tissu psychique. Le disparu apparaît et disparaît à la faveur d'un rêve, au détour d'une hallucination. L'expérience du deuil se tisse et se détisse à chaque mouvement de mémoire que tricote le fantasme. Où est le sujet, où est l'objet, qui est qui dans l'élaboration de l'absence ? Les frontières entre dedans et dehors paraissent vaciller, s'effacer, c'est pourquoi la clinique du deuil ressortit de la clinique de « l'informe »[9].

Une patiente (que nous appellerons Julie) dit : « J'ai senti à l'annonce de la mort de mon frère que la terre s'ouvrait, comme un gouffre, j'ai senti physiquement une déchirure, mon corps se séparait en deux comme pour ne pas tomber dans le gouffre, alors je ne sais pas si c'est lui ou moi qui est tombé dans le trou… »

C'est l'expérience même de cette séparation, de cette « déchirure », coupure du corps en deux qui semble protéger l'endeuillée d'un excès hémorragique du traumatisme qui la ferait tomber elle-même dans le gouffre, dans ce trou de la réalité qui s'ouvre sous elle. Cette expérience radicalement autre semble au prix de cette déchirure l'installer des deux côtés du gouffre. L'endeuillé est donc sur une crête: d'un côté le versant mélancolique, de l'autre le versant qui permet de regarder l'objet perdu depuis son propre fantasme.

Elle dit : « Je n'ai pas de souvenir de lui avant, il ne me reste que le visage de sa dernière année. »

L'expérience du deuil devant l'événement traumatique serait de tenter de faire réapparaître l'image du disparu. Ou encore par ce que peut dire Anny Duperey dans *Le voile noir*[10] : « Il ne me reste rien d'avant d'eux, que ces images en noir et blanc. »

L'endeuillé ne perd pas que l'objet, il perd jusqu'à l'histoire et le temps de l'objet. La disparition ne concerne pas seulement l'objet, (peut-on encore parler d'objet ?), elle concerne la vie psychique de l'endeuillé. L'image disparaît, le disparu disparaît, faisant de l'endeuillé le disparu même de sa vie psychique. Comment retrouver le lieu de cette disparition pour faire réapparaître non seulement

---

[9]S. Le Poulichet, *Psychanalyse de l'informe*, Paris, Aubier, coll. « Psychanalyse », 2003.

[10]A. Duperey, *Le voile noir*, *op. cit.*

l'image du disparu mais surtout la vie psychique de l'endeuillé ? L'expérience du deuil met radicalement en jeu « le rapport d'intimité »[11] qu'entretient l'endeuillé avec le mort.

« L'épreuve de réalité a montré que l'objet aimé n'existe plus et édicte l'exigence de retirer toute la libido des liens qui la retiennent à cet objet. Mais la tâche qu'elle impose ne peut être aussitôt accomplie. En fait, elle est accomplie en détail, avec une grande dépense de temps et d'énergie d'investissement, et pendant ce temps, l'existence de l'objet perdu se poursuit psychiquement. *Chacun des souvenirs, chacun des espoirs par lesquels la libido était liée à l'objet est mis sur le métier, surinvesti et le détachement de la libido s'accomplit sur lui.* »[12]

Freud évoque sans la nommer l'opération de ligature: afin que les bords de la cicatrice soient bien rejoints, il s'agit de serrer au plus près pour que le fil lâche et fasse le lien. Un investissement du lien tel qu'il en vient au détachement. Ce n'est donc pas une distance, une exclusion, mais une intimité, voir au plus près de son fantasme, quitte à déformer l'objet, « anamorphoser » l'objet disparu jusque « s'anamorphoser » soi-même. Pour retrouver une forme, une déformation s'imposerait à la vie psychique.

« Il tourne autour de son absence comme à la recherche d'une issue par où la rejoindre, trop jeune toutefois pour désirer s'y laisser attirer jusqu'au point de non-retour mais qu'elle revienne, qu'elle soit là et qu'étant de nouveau là sans y apparaître en personne elle l'aide à *vivre cette absence absolue qu'est sa mort dans un rapport d'intimité et non plus d'exclusion, fût-ce pour en attiser la douleur qu'une étrange sécheresse a frappé d'inertie.* »[13]

Un rapport d'une telle intimité que la douleur, la déréalité, l'hallucination, l'angoisse et la détresse deviendraient l'enjeu même de la subjectivation de la perte, dans le sens où tisser au plus près du fantasme d'intimité à l'objet perdu revient à « se faire » cet objet, afin

[11]Tel que Blanchot invoque ce terme, dans un rapport infini d'étrangèreté et d'intimité.
[12]S. Freud (1915-1917) « Deuil et mélancolie », in *Métapsychologie*, Paris, Gallimard, 1968, p. 148, c'est nous qui soulignons.
[13]Louis-René Des Forêts Ostinato, p. 60

de s'en détacher. Le travail du deuil devient cette expérience aux confins du possible où la position du moi fort est délogée.

Nous nous écartons là évidemment de ce « travail de deuil » qui énonce un verdict et une réalité à laquelle le Moi, fort de lui-même et sûr de sa conscience peut accéder. Et lorsque les tenants d'un travail de deuil à l'effort courageux soutiennent que « le deuil est un temps intermédiaire où tente de s'effectuer la séparation des vivants et des morts »[14], nous pensons précisément que le deuil a pour fonction de faire se rencontrer le vivant et le mort dans une intimité fantasmatique qui articule la mémoire, l'image, le regard et la parole. Le vivant doit retrouver le mort en un point de rencontre de son fantasme. La figure du disparu apparaît là où une forme du fantasme peut apparaître.

LA CHAIR DU SOUVENIR[15]

Il s'agirait pour l'endeuillé de produire la « chair du souvenir ». C'est dans la chair même du souvenir que la mémoire réside, jusque dans le symptôme corporel de la mémoire. Le symptôme de la mémoire serait comme dit Jean-Louis Scheffer là où « la croûte se fissure ». Travailler la mémoire jusqu'à ce que la croûte se fissure, jusqu'à ce que le souvenir devienne chair. En cela l'expérience du deuil est aussi une expérience corporelle. Parler crée du corps, la mémoire crée de la chair.

Une patiente dit : « A chaque fois que je vois une paire de chaussures qui traîne sur une route, ou sur le trottoir, ou le mur de papier peint d'une maison évidée, j'ai un haut-le-cœur. » C'est l'objet qui reste, le fragment, objet de mémoire qui ouvre à la nomination.

L'expérience du deuil est en ce sens une production psychique de ce qui reste au vivant. Le « reste » ouvrant à la parole, le fragment de mémoire libère des images en mouvement. En ce sens la relique est l'objet métonymique qui relance le mouvement fantasmatique de la vie psychique de l'endeuillé. Avoir un bout de l'autre, ou plutôt avoir

[14]M. Hanus, « Le travail du deuil », in *Le deuil*, Monographies de la *Revue française de Psychanalyse*, Paris, PUF, 1998.

[15]W. Faulkner, *Les palmiers sauvages*, trad. Goindreau : « Car si le souvenir existe en dehors de la chair ce ne sera pas le souvenir, car il ne saura pas ce dont il se souvient ; ainsi quand elle eut cessé d'être, la moitié du souvenir cessa d'être également; et si je cesse d'être alors tout souvenir cessera d'être aussi. Oui, pensa-t-il, entre le chagrin et le néant, c'est le chagrin que je choisis. »

un bout de « soi » : toi et moi, condition de possibilité d'halluciner les contours d'un corps disparu, permettre de dessiner les bords afin que dans cette circonscription naisse l'image. Tout se passe comme si le fantasme déposé dans une relique, dans un rêve, relique psychique du mort par la parole qu'il crée remettait en mouvement la vie psychique en ce qu'il tisse les liens érotiques entre le mort et le vivant. En ce sens, la relique comme le rêve sont des « morceaux de chair », ce morceau de corps nécessaire à symboliser.

Si le souvenir a disparu, s'il est réduit au silence d'une parole qui ne peut l'accompagner, il reste que le désir, le corps lui ne peut jamais être réduit au silence. Le fantasme indestructible parle une langue échappée du fossile.

On pourrait croire que le corps du mélancolique ne parle pas, est réduit au silence. Le mélancolique n'aurait pas de corps à soi, échappant à la chair du souvenir, échappant à la sexualité de la mémoire. Le corps du mélancolique ne parlerait pas la langue du symptôme, c'est-à-dire du désir.

Le symptôme est l'inscription corporelle du fantasme. Une écriture charnelle qui amène à l'élaboration psychique. La parole de l'événement traumatique doit s'inscrire comme stigmate sur le corps pour marquer d'un trait l'historicité subjective du patient endeuillé. Le corps est en premier lieu l'espace de la trace possible. « Survivre et vivre se rejoignent dans une même volonté du corps à ne pas céder. »[16]

Julie parle de la mort de son frère évoquant la brutalité de l'annonce de l'événement – accident « déchirant son corps ». Elle rapporte qu'exactement un an après la mort accidentelle de son frère – à la date et l'heure près – elle, jeune fille de 12 ans, tombe en jouant dans la cour de récréation et s'ouvre la tête. Le frère était mort sur le coup d'un traumatisme crânien avec hémorragie interne. Elle parle de son incident comme d'un événement nécessaire, dans la mesure où la cicatrice trace et marque la stigmate corporelle d'un deuil douloureux. On peut interpréter l'incident de la fillette devenue femme comme une fidélité à un frère mort aimé, ce qui donnerait certes du sens identificatoire à un acte inconscient, mais on peut également l'entendre (et le voir) comme un travail inconscient d'inscription de l'événement pour sa propre subjectivité. Ne pourrions-nous pas faire

[16]G. Perec en hommage à R. Anthelme, textes inédits sur l'espèce humaine, Paris, Gallimard, 1996, p. 183.

l'hypothèse que le travail de deuil inaugure un travail de « marquage » qui peut aller du symptôme corporel à l'écriture ?

Freud avait vu chez l'hystérique ce travail de la marque corporelle qui fait de l'événement traumatique une écriture dont le corps est le support. La cicatrice de la patiente serait la trace corporelle de l'événement traumatique, une forme inconsciente de symbolisation : une forme symptômale de la survivance. Il y a dans cette trace l'inscription pulsionnelle, le sexuel lié à l'événement. Reconnaître cette trace comme lieu pulsionnel reviendrait à reconnaître la constitution d'un lieu psychique. Le traumatisme est une effraction physique, une blessure. La parole du deuil, afin de prendre la forme de cette effraction pourrait elle même être physique. Le symptôme est l'événement de survivance qui donne à l'indicible de l'événement traumatique une matière corporelle. Il y a du corps qui crie. C'est ici ce que nous pourrions appeler « la chair du souvenir » ou la parole incarnée. La parole incarnée est une parole qui se trouve au « bord », de l'intérieur vers l'extérieur. La parole est un passage entre le corps et la voix.

HISTORICITÉ ET TEMPORALITÉ DE L'ÉVÉNEMENT : « L'ÉVÉNEMENT EST TOMBÉ SUR LA VIE PSYCHIQUE »

> « Le temps est comme à l'arrêt, confondu avec son intervalle. Le présent y est sans fin, séparé de tout autre présent par un infini inépuisable et vide, l'infini même de la souffrance et ainsi destitué de tout avenir : présent sans fin et cependant impossible comme présent, le présent de la souffrance est l'abîme du présent [...]. Qu'est-il arrivé ? La souffrance a simplement perdu le temps et nous l'a fait perdre. »[17]

L'expérience du deuil n'est pas une expérience temporelle chronologique, mais tient à une logique subjective. Le risque devient pour la psyché de se rigidifier dans la forme de l'événement. La récente « victimologie » donnerait à l'événement cette fonction de lieu psychique. On se définit à partir de l'événement : « *Je suis* une victime et je veux une réparation pour le préjudice que j'ai subi. » L'événement traumatique devient alors la forme même de la vie psychique comme s'il lui donnait existence.

---

[17]M. Blanchot, *Entretien infini*, *op. cit.*, p. 63.

Comment alors en tant que victime se sortir de ce qui serait au fondement de l'existence ? Comment lorsque la désignation de "victime" incarne, donne corps à la vie psychique, s'en défaire ? La vie psychique semble adossée à cette désignation.

Lorsque « l'ombre de l'objet est tombé sur le moi », la forme psychique est prise dans la forme de l'événement. Or pour voir le regard posé sur l'objet, encore faut-il que l'ombre soit distincte des contours. Le mélancolique prend « l'échafaudage pour le bâtiment », selon l'expression de Freud[18], c'est-à-dire qu'il prend les conditions de possibilité de construire un lieu pour le lieu lui-même. Il n'y a pas alors possibilité topique et économique de considérer l'événement traumatique. Ni temps, ni espace, ni dynamique pulsionnelle à l'événement puisque l'événement est devenu le lieu psychique du traumatisme. Nous pourrions dire nous inspirant de Freud que « l'ombre de l'événement est tombé sur la vie psychique ». « Ma vie a commencé au moment de leur mort. »[19]

Le temps de l'événement a détourné le temps de l'histoire. Il est arrivé quelque chose, un « il y a », un neutre qui installe l'événement comme composition structurale, comme un tableau sur lequel se fixe le regard, fasciné, capturé par l'image fixe du traumatisme. L'événement n'est pas trait, trace, c'est-à-dire refoulement possible.

On ne peut pas oublier une structure psychique puisqu'elle se rappelle à nous. En revanche, on peut "oublier" l'événement qui devient une trace dans la structure. Comment faire de l'événement un oubli et non un effacement ? La trace permet l'élaboration du traumatisme, le refoulement serait la marque de symbolisation du traumatisme. L'endeuillé mélancolique ne peut rien oublier dans la crainte qu'il a de perdre ; or, la mémoire a besoin d'oubli pour devenir histoire.

Un pas sur le sable peut faire trace et s'effacer. La condition de possibilité de l'oubli est la trace[20]. On peut oublier le visage imprimé sur le tissu, moulé dans la matière, il restera une empreinte qui donne corps à la mémoire. L'absence participe de cette corporéité de la

---

[18]Patrick Lacoste reprend cette expression dans *Brèches du regard*, qu'il traduit ainsi : « ne pas prendre la charpente pour la construction terminée », p. 35.

[19]A. Duperey, *Le voile noir*, *op. cit.*

[20]Freud remarquait dans *Moïse* que le plus difficile n'est pas le crime lui-même mais d'en effacer les traces.

mémoire. Comment transmettre le plus intime, dire l'ineffable ? Tel est l'enjeu de la temporalité du sujet au regard de son histoire inconsciente, c'est-à-dire l'adresse de cette parole.

DIRE L'ÉVÉNEMENT, EST-CE POSSIBLE ?

A l'injonction du psychothérapeute de « faire le deuil », d'exprimer colère ou autre affect, le patient est intimé de répondre comme le bon récepteur de ce message. Mais est-ce langage de deuil ? La conduite à tenir oppose au langage du sujet un signe générique[21].

Les méthodes cognitives tendent à court-circuiter le temps pour comprendre et placer un effet en réponse à une cause : « Vous êtes triste parce que vous êtes en deuil. » Il y a une corrélation fixe et unique des réponses à la réalité exposée. Or, dans un langage les signes n'ont de sens que dans les rapports qu'ils entretiennent entre eux. Lorsque la parole est prise dans un codage stimulus/réponse ou cause/effet elle n'accèdent pas à sa valeur significative.

« Pour savoir comment répondre au sujet dans l'analyse, la méthode est de reconnaître d'abord la place où est son ego, cet ego que Freud lui-même a défini comme ego formé d'un nucleus verbal, autrement dit de savoir par quoi et pour qui le sujet pose sa question. Tant qu'on

---

[21]M.-Cl. Thomas., « A propos de John Bowlby », in *Deuil d'enfant*, *Littoral*, hors série novembre 1995 : « Toutes les méthodes en éthologie humaine ont un point commun : le comportement de l'enfant comme réponse aux stimulations de son environnement social et psychique. Ce couple stimulus-réponse, forme typique du béhaviorisme ou "théorie S-R", en se diluant peu à peu en une "conception stimulus-réponse" est devenu une référence épistémologique largement répandue parmi les psychanalystes… Ce schéma s'appuie sur un postulat de base de type réflexe – au stimulus *image de-la-mère* répond l'*attachement* selon la thèse innéiste de Bowlby – et va donner lieu à un classique montage expérimental. Il y a :

1. les variations du stimulus : a) quel est l'objet de la perte ? Le sein, la mère, l'image de la mère, son amour ? (débat avec M. Klein, Winnicott, Fairbairn…) ; b) quel est l'âge où le stimulus est efficace ? avant/après 6 mois ou bien avant/après le complexe d'Œdipe (débat avec R. Spitz, A. Freud, Abraham) ;

2. les variations de la réponses : a) y a-t-il ou non deuil chez l'enfant ? D'où les études comparatives avec les réponses observées 1) chez les espèces animales, 2) chez les enfants de culture primitive, 3) chez les adultes endeuillés ; b) y a-t-il une durée repérable de la réaction ? pendant combien de jours, de semaines, d'années les enfants présentent-ils la réaction de deuil ? *et caetera*

ne le saura pas, on risquera le contresens sur le désir qui y est à reconnaître et sur l'objet à qui s'adresse ce désir. »[22]

La question est donc de la place de l'ego dans la structure. La question est celle de la relation de l'ego à l'objet plutôt que le développement de l'ego. « C'est donc toujours dans le rapport du *moi* du sujet au *je* de son discours qu'il nous faut comprendre le sens du discours pour désaliéner le sujet [...]. Mais vous ne sauriez y parvenir si vous vous en tenez à l'idée que le moi du sujet est identique à la présence qui vous parle. »[23]

« Qui » parle l'événement traumatique ? Du moi divisé sourd un discours que l'écoute de l'analyste doit entendre à partir de sa propre division. Lorsque l'événement traumatique est pris dans le discours comme seul texte possible la division du sujet n'est pas possible. Alors la séparation d'avec l'événement semble difficile. S'écrit une sorte de fiction d'origine : « Ma vie a commencé au moment de leur mort. » Fiction d'origine qui déloge le sujet de son histoire, de la subjectivation temporelle, fantasmatique et énonciative, en somme du sexuel même de son histoire.

Avant, l'histoire, peut-être le sujet lui-même, n'existait pas. La parole de l'endeuillé reste immortelle. Le temps n'a pas de compteur tant que l'origine fictionnée est le compteur de l'histoire. L'événement fait origine. Tout se passe comme si cette « frappe de monnaie » ne permettait plus dans sa fixité de construire « les nouages des temps dans le roman familial ».[24]

Parler entame, crée une brèche, ouvre vers l'extérieur. La parole remet en jeu une circulation possible dans l'excès de trauma. Le témoignage est alors la condition de possibilité d'inscrire de l'espace autre, d'habiter un ailleurs. Si la parole reste prise dans la compacité de l'événement, l'incidence pour l'endeuillé ou le survivant serait de devenir alors « victime » d'un « différend », selon l'expression de J.-F. Lyotard[25].

---

[22]J. Lacan, « Fonction et champ de la parole et du langage », in *Ecrits*, Paris, Le Seuil, p. 303.
[23]*Ibid.*, p. 303 et 304.
[24]S. Le Poulichet, *L'œuvre du temps en psychanalyse*.
[25]J.-F. Lyotard, *Le différend*, Paris, Les Editions de Minuit, 1983, p. 16-55.
Ibid. p. 22-24, 25 : « Il est d'une victime de ne pas pouvoir prouver qu'elle a subi un tort. Un plaignant est quelqu'un qui a subi un dommage et qui dispose des moyens de le prouver. Il devient une victime s'il perd ces moyens [...]. J'aimerais appeler

« Communiquer la douleur » de son deuil risque de placer le sujet dans un mode d'énonciation dans lequel il viserait un objectif conscient, voire précis :

- vouloir convaincre l'autre de sa souffrance,
- vouloir apitoyer l'autre sur sa douleur,
- désirer le séduire par sa posture douloureuse,
- rationaliser et expliquer les raisons de son malheur.

Devant autant d'objectifs de « communication », l'injonction de dire impose le silence. Ouvrir la parole de l'événement revient à « instituer de nouveaux destinataires, de nouveaux destinateurs, de nouvelles significations, de nouveaux référents pour que le tort trouve à s'exprimer et que le plaignant cesse d'être une victime »[26].

L'impossibilité de dire l'événement est une pseudo – aporie logique dont se servent les négationnistes : « Si vous en parlez c'est que vous n'y êtes pas, c'est que vous en êtes sortis. » On reste toujours là dans un objectif visé du mode d'énonciation : faire la preuve de sa souffrance. Si le sujet se dit qu'il n'a pas les moyens de prouver cette souffrance il se referme dans le silence. Or, l'événement traumatique prend forme dans l'événement de la parole. Le traumatisme qui a créé de l'informe psychique rencontre dans le transfert la condition de possibilité de redessiner une forme, un lieu psychique.

La question proprement psychanalytique est celle de sa traduction, est-ce traduisible ? Comment la parole peut-elle traduire l'événement ? Traduire plutôt que dire, créer de la trans-littéralité, de la métaphore. Communiquer au sens cognitiviste du terme – un émetteur envoie un message à un récepteur – dire la douleur n'est pas témoigner de sa douleur.

---

différend le cas où le plaignant est dépouillé des moyens d'argumenter et devient de ce fait une victime [...]. Le différend se signale par cette impossibilité de prouver. Celui qui porte plainte est écouté, mais celui qui est victime, et qui est peut-être le même, est réduit au silence. »

[26]J.-F. Lyotard, *ibid.*, p. 29 : « Différend : un conflit qui ne peut pas être tranché équitablement faute d'une règle de jugement applicable aux phrases en présence. C'est le cas quand elles obéissent à des régimes de formation hétérogène (montrer, ordonner, raisonner etc.) et à des genres de discours incommensurables par leurs fins (savoir, être juste, séduire, convaincre, etc.). Pas de langage en général, pas de sujet pour s'en servir. »

PARLER CRÉE DU CORPS

Alors, comment parler de l'événement traumatique qui fait effraction dans la psyché, créant une déliaison telle qu'aucune parole ne serait possible ? L'événement traumatique créerait-il un espace innommable (le Réel lacanien) ?

Parler crée du corps, de la corporéité dans le sens où parler crée de la séparation. En cela, témoigner de la douleur du deuil permettrait d'accéder à une certaine corporéité. C'est l'inquiétante étrangeté de la parole qui ouvre un espace autre pour que se dise l'événement traumatique, pour que se prononce le deuil. Ce qui est étrange déchire.

La division du sujet de l'énoncé et celui de l'énonciation permet l'irruption d'une parole autre. Cette surprise peut être étrange, voire dépersonnalisante. L'accès au rapport inconscient à l'objet n'est possible que si on accède à la division du Moi/Je. La parole surgit, elle précède l'objectif d'un dire. Le témoin de la parole se défait du Moi.

Or, le paradoxe tient en ceci que l'endeuillé déjà défait narcissiquement par la perte de l'autre, déjà dépossédé d'un « petit bout de soi » cherche par immédiate réaction à unifier, à « massifier » l'objet perdu dans sa parole. La position égologique maintient l'idée d'un moi unitaire et d'un moi fort qui fera face à l'épreuve. Le courant développemental avec la notion de maturation du moi fait de l'événement traumatique une étape à métaboliser et à dépasser. Toute tentative de « consolation », de réparation, d'accompagnement excessif dans la douleur de l'autre renforcerait cette tentation d'unification du moi. L'objet perdu s'y trouverait perdu davantage, exclu de la parole. L'idéologie actuelle du travail de deuil: faire son deuil, être à l'écoute de l'autre dans l'actualité de sa souffrance risque de renforcer une rigidité du travail de la mémoire et cristalliser l'identification au traumatisme.[27] Comme si l'endeuillé, le traumatisé ne pouvait plus se définir qu'à partir de ce point-là. Ce n'est plus le sujet qui parle le traumatisme, réengage une parole du traumatisme, voir la violence de son mythe mais le traumatisme qui parle la personne. Le traumatisme est tombé sur le moi et devient l'identité de la personne.

---

[27]« Car trop d'humain au nom d'un langage médiateur et de compréhension rend déshumain », P. Fédida, séminaire inédit..

Julie ne pouvait pas admettre avoir trouvé des photos d'elle avant la mort de son frère sur lesquelles elle avait une expression de tristesse. La tristesse ne pouvait se définir qu'à partir de ce point-là.

La parole de deuil vient renforcer par la parole divisée la séparation du sujet qui parle, séparation d'avec le mort autant que séparation d'avec soi- même. La parole du deuil telle que nous l'entendons est une parole qui déchire le moi de l'idée de sa « force » ou de sa maturation. La parole du deuil déloge le sujet parlant de la place de son énonciation, une division en somme. « Je » ne parle plus, « Je » témoigne. Cette forme d'extériorité de la parole ouvre à l'autre, au disparu, à l'apparition de son image.

DE L'IMPORTANCE DU CLIVAGE

Ferenczi cite une nouvelle d'Anatole France, parue dans *Le Temps* de l'année 1887 : « Les fous dans la littérature ».

« J'ai connu dans mon enfance un vieillard qui était devenu fou en apprenant la mort d'un fils unique, à 20 ans, sous une avalanche du Rigi. Sa folie consistait à s'habiller en toile de matelas. A cela près, il était *parfaitement sage.* » A la suite, Anatole France décrit l'homme savant, aimable, excellent humaniste : « Sa mémoire était fidèle et gardait le souvenir de tous les événements de sa vie hors celui qui l'avait bouleversé. La mort de son fils semblait tout à fait sortie de sa mémoire; du moins, on ne l'entendit jamais prononcer un seul mot qui pût faire croire qu'il se rappelait en quoi que ce soit ce terrible malheur. Il était d'humeur égale, presque gaie et reposait volontiers son esprit dans des images douces, affectueuses, riantes [...]. Quand il entrait dans une maison amie, son premier soin était de dépouiller l'espèce de souquenille à grands carreaux qui le rendait ridicule. Il l'arrangeait sur un fauteuil de manière qu'elle semblait autant que possible recouvrir un corps humain. Il y plantait sa canne comme une sorte de colonne vertébrale, puis il coiffait la pomme de cette canne avec son grand chapeau de feutre, dont il rabattait les bords et qui prenait sous ses doigts un aspect fantastique. Quand cela était fait, il contemplait un moment sa défroque de l'air dont on regarde un vieil ami malade qui dort, et aussitôt il devenait l'homme le plus raisonnable du monde [...]. Après s'être vêtu une vingtaine d'années, été comme hiver d'un surtout de toile à matelas, il parut un jour avec une veste à petits carreaux qui n'était pas ridicule. Son humeur était changée comme son costume [...]. » Anatole France décrit le changement d'humeur du vieil homme devenu triste, silencieux : « Un jour, il parla du fils qu'il avait perdu. On le trouva le lendemain matin, pendu dans sa chambre. »

Ferenczi analyse le geste suicidaire du vieillard selon le modèle du retour du refoulé, il s'agit « d'un traumatisme psychique suivi d'une amnésie partielle portant exclusivement sur le traumatisme et les circonstances qui l'entouraient sans autre atteinte de l'intelligence. La guérison spontanée du malade est intervenue lorsque (tout comme dans l'analyse) les souvenirs refoulés sont redevenus conscients. Mais ce retour des souvenirs était trop brutal et a suscité trop de désespoir chez cet homme, et c'est pourquoi il a mis volontairement fin à ses jours. »

L'amnésie s'avère là, avec le clivage qu'elle met en place, le seul moyen de survivre au traumatisme psychique. Comme si le clivage était ce qui préservait le vieillard de la mélancolie, de la dépression pathologique. Le retour du refoulé, là, sous la forme de souvenir, est une extraction violente du sol du traumatisme et surdétermine le traumatisme par l'afflux d'excitation. La confusion mentale naît de l'ébranlement trop violent du clivage. Il y a un trop perçu. Un aveuglement, une trop forte lumière qui ne tient pas compte du mouvement possible de la perception de la lumière. Le problème du clivage est un problème dynamique. Aussi s'il trouve une résolution économique sans prendre en compte les mouvements conflictuels, le risque est celui de l'effondrement mélancolique.

L'endeuillé se trouve sur un fil tendu entre d'un côté, le trou dans la réalité qu'est le traumatisme de la perte avec la tentation de se joindre à l'objet perdu (le mélancolique), et de l'autre la dépressivité du manque et le sacrifice d'un « morceau de chair » avec ce que cela peut relancer de l'histoire fantasmatique du sujet. L'effondrement mélancolique a lieu lorsque le souvenir de l'être perdu, lorsque la levée de l'amnésie fait apparaître le mort alors que le clivage permettait précisément de conserver le vivant du mort.[28]

---

[28]P. Fédida, *Les bienfaits de la dépression*, Paris, Odile Jacob, 2000, p. 121 : « Lorsqu'on suppose absence d'affect ou figement intérieur ou encore vide de pensée, on néglige complètement en quoi l'état déprimé tente de conserver psychiquement un mort(s) oublié(s). On n'en tient que très peu compte de cette particularité de sépulture que constitue le fait de se faire soi-même sépulture – sans rêve ni sommeil – d'un mort oublié. L'une des significations tout à fait majeure de la dépression est – en

Le vieillard d'Anatole France inscrivait cette dépressivité dans la façon considérée comme un peu étrange d'utiliser sa toile à matelas : « Sa folie consistait à s'habiller en toile de matelas. » Il crée une forme avec cette souquenille « de manière qu'elle semblait autant que possible recouvrir un corps humain… qui prenait sous ses doigts un aspect fantastique. » Cette forme créée par le vêtement qu'il porte participe d'une extension corporelle qui brouille les limites de l'objet. Cette forme est la fabrique hallucinatoire de l'endeuillé, la condition de possibilité de créer une matière psychique/organique.

C'est avec les textes d'Aby Warburg, que la lecture de Didi Huberman[29] a rendus accessibles, que nous voudrions commenter Anatole France. Aby Warburg lors de son voyage en pays Pueblo s'est fait l'observateur affûté des manifestations spatio-temporelles de la survivance. En regardant les danses rituelles, Warburg a pointé ce que pouvait avoir de saisissant la question de la liaison organique / inorganique, forme / informe, représentation / identification : en un mot : « empathie », qu'il faut entendre non pas comme l'acception psychologique actuelle, « la forme de la connaissance d'autrui, spécialement du moi social » (définition du *Petit Larousse*), mais dans une acception phénoménologique, voire esthétique : capacité à se laisser modifier mutuellement. Ce qui pour la clinique du deuil est un indicateur essentiel dans la relation transférentielle.

L'expérience du vieillard que relate Anatole France serait celle d'une modification morphologique – empathique – du sujet et de l'objet. Le sujet endeuillé porte l'objet disparu dans un prolongement inorganique par le vêtement. Il est à proprement parler « habillé » par l'objet perdu.[30]

Le vieillard de l'histoire d'Anatole France porte et manie un vêtement qu'il dresse au rang d'un objet animé-inanimé, de vitalité inorganique qui crée l'espace de l'inquiétante étrangeté. Le vieillard

---

relation avec le mouvement et l'immobilité – cette constitution psychique d'un tombeau pour l'autre dans le corps. »

[29]G. Didi-Huberman, *L'image survivante*, Paris, Editions de Minuit, 2002.

[30]« Souvenirs d'un voyage », in *Aby Warburg et l'image en mouvement*, p. 264-266 : « D'où viennent toutes ces questions et ces énigmes de l'empathie devant la nature inanimée ? Parce qu'il existe effectivement pour l'homme un état qui peut l'unir à quelque chose – justement en portant ou en maniant quelque chose – qui lui correspond mais ne coule pas dans ses veines.

est uni à cette toile à matelas avec laquelle il entre dans une empathie telle qu'il peut crée une forme qui la transcende. « Tragédie de l'incorporation. Phénoménologie. Limites fluctuantes de la personnalité. Appropriation par incorporation. »[31]

Le tragique participe d'un indécidable contour entre l'organique et l'inorganique, entre l'animé et l'inanimé. Le fantôme s'inscrit dans cette indécidabilité. Le vieil endeuillé se perd dans la toile à matelas, prolongement inorganique de lui-même à qui il prête une vitalité telle qu'elle le soutient comme sa propre colonne vertébrale. Et Warburg de rajouter : « Etat d'appropriation par incorporation. Des parties de l'objet demeurent à l'état de corps étrangers apparentés, prolongeant ainsi dans le domaine inorganique le sentiment d'identité du moi. »[32]

Le suicide du vieillard procède non seulement d'un retour brutal du refoulé comme l'indique Ferenczi, mais aussi d'une interruption trop brutale d'une possibilité d'halluciner. En effet, l'appareillage rituel du vieillard qui inscrit l'état intermédiaire avec l'apparition du fantôme le soutient, lui donne ce « sentiment d'identité du moi ». Cet habit est son masque de culte, son vêtement et la forme qu'il lui donne, le maniant et le portant, devient emphatiquement sa vitalité inorganique.

HISTOIRE DE FANTÔMES, ÉCOUTE PLASTIQUE DU FANTASME

C'est l'histoire des fantômes, des visages du disparu au détour d'une rue, « vivance » comme dit Allouch. Le petit garçon qui dit de sa sœur jumelle morte en la voyant sur son lit de mort : « Comment sera-t-elle quand elle sera grande ? »

Ou encore ce petit garçon dont Freud rapporte les propos : « A ma grande stupéfaction, un enfant de 10 ans, très intelligent, me dit après la mort subite de son père : "Je comprends bien que mon père est mort mais je ne peux pas comprendre pourquoi il ne rentre pas dîner." »

Imaginons-le donc, attendant son père, l'apercevant même ! Nous sommes proches des histoires de « revenants », de fantômes. Qui n'a pas cru voir au coin de la rue le visage du disparu ? Inquiétante étrangeté d'une forme en train de se constituer.

Le fantôme est la fiction hallucinatoire, matière à refigurer les contours de la disparition afin qu'apparaissent les formes du disparu.

---

[31] A. Warburg, *ibid.*
[32] *Ibid*, p. 275.

Pour voir un fantôme il faut s'abandonner à la peur : régresser en quelque sorte. La régression visuelle donne de la plasticité à la mémoire.

Ouvrir la mémoire procède de la régression. La réapparition du disparu n'est possible qu'au prix d'un mouvement de régression. La régression est le mouvement de la plasticité psychique : ouvrir à cette plasticité, accueillir le fantomatique, le magique, le tragique, la douleur de l'infantile. Le rêve est un événement rythmique de survivance : retour et présence. L'apparition du visage du disparu dans un rêve serait l'avènement des fantômes de la mémoire.

Dans le transfert, la parole devient elle-même « plastique », dans le sens même d'une chirurgie plastique, modelant, modifiant, laissant l'hallucinatoire des formes œuvrer. Face à la fixité mortifère du traumatisme, la parole plastique est la condition de possibilité d'une refiguration des formes de la vie psychique.

« Pour les souvenirs d'enfance, on observe pour ainsi dire la même régression que pour les rêves. *Les souvenirs prennent un caractère plastiquement visuel*, même chez les personnes dont les souvenirs ultérieurs sont dépourvus de tout élément visuel. C'est ainsi que les souvenirs visuels se rapprochent du type des souvenirs infantiles. En ce qui me concerne, tous mes souvenirs d'enfance sont uniquement de caractère visuel ; ce sont des scènes élaborées sous une forme plastique et que je ne puis comparer qu'aux tableaux d'une pièce de théâtre. »[33]

Le rêve reste pour Freud le modèle fonctionnel même de la capacité à régresser; l'hallucination serait – à partir de ce modèle – une « régression visuelle ». La plasticité des formes des souvenirs d'enfance est le mouvement même de la mémoire. Donner et recevoir une forme revient à accueillir le spectre, le fantasme. Ne plus avoir d'image du disparu serait une forme d'impossibilité à cette régression visuelle, une impossibilité à affronter l'hallucination même du mort, son inquiétante étrangeté : photo qui parle, tableaux, masques mortuaires. Toutes représentations visuelles du mort permettraient cette régression visuelle proche de l'hallucination, cette inquiétante étrangeté qui permet de retrouver le mouvement de la mémoire. Il

[33]S. Freud, *Psychopathologie de la vie quotidienne*, p. 59-60.

s'agit dans le transfert de créer de la plasticité psychique[34]. La clinique du deuil n'est-elle pas la fabrique de l'hallucinatoire ?

Le visage, le geste, le déjà là, ce déjà vu disent quelque chose, ils redonnent à la mémoire un mouvement suspendu, font *voir* une absence dont la présence trop pleine ne permet pas un nouveau mouvement d'absentisation. Est-ce par « l'image flottante » du disparu que l'on peut donner forme aux fantasmes qui donnent mouvement à la mémoire ? L'image flottante permet le mouvement de la mémoire. Lorsque l'événement fait « arrêt sur image », l'image ne parle pas, elle n'est pas fantasmatique, elle est conservée comme souvenir figé du disparu.

L'écoute clinique de la mémoire en mouvement semble nécessairement une production d'angoisse, de peur puisqu'elle ouvre, par la régression visuelle, à la rencontre d'une étrangèreté du fantasme. Elle donne forme aux fantasmes vis-à-vis du mort. Le

---

[34]La plasticité est, selon Catherine Malabou dans l'ouvrage qu'elle a dirigé *Plasticité*, Editions Léo Beer, 2000, « ce qui va en un même mouvement recevoir et donner une forme ». Avec Hegel, nous rappelle-t-elle, « la plasticité sort de son champ esthétique pour l'ancrer dans un lieu qui jusque-là n'avait jamais été le sien : la subjectivité ».

« C'est désormais le sujet qui est dit plastique. Les deux significations fondamentales de la plasticité – réception et donation de forme – se trouvent alors investies d'une valeur radicalement nouvelle pour désigner la capacité qu'a le sujet de se former et de se transformer, de se dessaisir de sa forme ancienne, de fabriquer du substitut, d'exploser enfin. »

Mouvement dialectique, la plasticité signifie à la fois suppression et conservation. Elle est la capacité métamorphique par excellence.

Le verbe *plassein* d'après lequel ont été formés *plassare* et *plasmare* a pour premier sens « façonner », « modeler », « plastir » avec de l'argile ou de la cire. Si le modelage concerne de façon privilégiée l'argile et la cire, il concerne par extension l'or.

Plassein prend très tôt des sens figurés : il signifie « former », « éduquer » puisque outre les corps on modèle les âmes, mais également « imaginer », « feindre », « mentir » lorsqu'on part non de l'œuvre mais de l'intention qui préside à son accomplissement.

« On doit dans cette perspective rapprocher de *plassein* le latin *fingere*, verbe très intéressant puisqu'il a donné à la fois "figure" et "fiction" : bien qu'il soit d'évidence formé sur une autre racine que *plassein*, il a lui aussi pour première signification "modeler dans l'argile" (*figulus* signifie "potier", puis par extension "façonner" au sens physique et moral, d'où "presser", "toucher", "reproduire les traits de", "représenter" et "imaginer", "feindre", "inventer". »

fantasme a cette fonction de métamorphose : donner une forme à l'objet disparu.

Comment faire émerger dans la parole la mémoire inconsciente, celle qui met en mouvement, qui remobilise la vie psychique plastiquée par le traumatisme ? Ecouter le traumatisme est une expérience psychique plastique : il s'agit dans et par le transfert de construire les conditions de possibilités d'une régression visuelle constituant le lieu psychique qui mobilise et fait apparaître les traces des disparus.

Les contours de l'ombre apparaissent et la parole les dessine.

BIBLIOGRAPHIE

Allouch J., *Erotisme du deuil au temps de la mort sèche*, Paris, EPEL, 1997.

Didi Huberman G., *L'image survivante*, Paris, Edition de Minuit, 2002.

Duperey A., *Le voile noir*, Paris, Le Seuil, 1992.

Fédida P., *L'absence*, Paris, Gallimard, 1978.

Fédida P., *Les bienfaits de la dépression*, Paris, Odile Jacob, 2000.

Ferenczi S. (1934), « Réflexions sur le traumatisme », *Œuvres complètes*, IV, Paris, Payot, 1982.

Freud S. (1915-1917), « Complément métapsychologique à la théorie du rêve », in *Métapsychologie*, trad. fr. Paris, Gallimard, 1968, p. 123-143.

Freud S. (1915-1917), « Deuil et Mélancolie », in *Métapsychologie*, trad. fr. Paris, Gallimard, 1968, p. 145-171.

Freud S. (1919), « L'inquiétante étrangeté », in *L'inquiétante étrangeté et autres essais*, trad. fr. Paris, Gallimard, 1985, p. 209-264.

Freud S. (1925), « La négation », in *Résultats, idées, problèmes II*, trad. fr. Paris, PUF, 1985.

Hanus M. (1994), « Le travail du deuil », in *Le deuil*, Monographies de la *Revue française de Psychanalyse*, Paris, PUF, 1998.

Lacan J., Séminaire *L'angoisse*, 1962-63, Paris, Seuil, 2004.

Le Poulichet S., *L'œuvre du temps en psychanalyse*, Paris, Payot & Rivages, 1994.

Le Poulichet S., *Psychanalyse de l'informe*, Paris, Aubier, coll. « Psychanalyse », 2003.

Perec G., *La disparition*, Paris, Denoël, coll. « Les Lettres nouvelles », 1969.

Perec G., *W ou le souvenir d'enfance*, Paris, Denoël, coll. « Les Lettres nouvelles », 1975.

Warburg Aby, *Essais Florentins*, Paris, Klincksieck, 1990.

Temporalité du traumatisme

Patrick GUYOMARD

Je vais centrer mon propos sur ce que j'essaie de ne jamais oublier comme psychanalyste lorsque je pense avoir à faire à du traumatique, c'est qu'il y a un temps préalable de reconnaissance des éléments traumatiques et que cette reconnaissance s'opère selon des modalités paradoxales

Le plus essentiel quand on aborde du traumatique, c'est de ne pas avoir un rapport traumatique au traumatique. La façon dont le traumatique se présente dans un entretien ou dans une cure, c'est sous la forme d'une répétition inconsciente, mais cette répétition ne se dévoile pas comme telle. Donc à la fois il n'y a pas de traumatisme sans répétition inconsciente, et en même temps le trauma modifie un certain abord de la répétition.

D'autre part, il est difficile de situer le lieu du trauma : où le trauma s'est installé, où s'est-il inscrit, qui est véritablement traumatisé et par conséquent, dans quel lieu se situe véritablement la réparation du trauma ? Que faut-il réparer pour que le trauma soit reconnu ? Je pense que la spécificité du trauma, c'est de subvertir considérablement la question du lieu du traumatique, c'est-à-dire de mettre en question non pas simplement quel sujet est traumatisé, mais où se situe le lieu de ce traumatique. C'est justement parce que le trauma met en question le lieu ou les lieux du traumatique, que sa réparation fait toujours intervenir des temporalités et des altérités.

Comme le souligne Jeannine Altounian, la reconnaissance et la symbolisation dans l'espace public ou dans des lieux d'altérités font partie de la reconnaissance et de la réparation du trauma. Cela indique tout de suite de façon évidente, que le lieu du trauma est lui-même une question qui fait partie de la question du traumatique. On peut le vérifier dans la pratique où l'analyste est suscité d'une façon tout à fait singulière.

Tout trauma appelle réparation, mais beaucoup de questions se posent quant à la demande de réparation et la façon dont elle peut se situer du côté de la reconnaissance ou au contraire de la négation du traumatique. C'est dire qu'il y a véritablement dans le trauma, et du fait même de sa répétition, un effet d'interrogation incessante et insistante sur tous les lieux où l'action du trauma se manifeste. Avant de développer plus avant cette question, je ferai quelques remarques concernant la psychanalyse.

Il y a des analystes qui pensent qu'une analyse n'est pas achevée, si on n'a pas réussi à atteindre le matériel mnésique traumatique. C'est la thèse de Ferenczi pour qui il n'y a pas d'analyse si on n'atteint pas le traumatique, on pourrait dire le « noyau traumatique », expression trop imaginaire qui prête à malentendu, à quoi on peut préférer les termes plus lacaniens de « bord », de littoral, qui désignent ce qui enserre, ce qui entoure, là où cela s'inscrit et se marque. Autrement dit il faut se préoccuper pas simplement du contenu, mais du lieu où les choses peuvent se marquer.

Cette conception du noyau traumatique de Ferenczi, est évidemment présente chez Lacan sous le terme de réel. Pour Lacan, le réel ou le sexuel est toujours traumatique. Pour Freud, c'est à la question du traumatique que l'on doit l'ouverture de la dimension de l'inconscient et de la réalité psychique, et ceci dès le début des études sur l'hystérie.

Le fait que Freud ait interprété dans un premier temps les symptômes uniquement dans le registre de la réminiscence et de la mémoire d'un événement ne doit absolument pas nous masquer que l'événement oublié est un événement traumatique. C'est-à-dire un événement de séduction d'un enfant qui, à tort ou à raison, se croit séduit par un adulte. On voit bien que la pensée freudienne se tient à cet élément traumatique, que l'on peut rappeler par la formule : « Il s'est passé quelque chose. » On ne peut pas penser le trauma sans penser à un événement, une date, sans penser à un rapport au temps, à un avant et à un après : « Il s'est passé quelque chose. » Les questions commencent quand on dit : que s'est-il passé ? quand ? mais surtout où ? dans quel lieu ?

La psychanalyse, dans le déploiement du concept d'inconscient et de réalité psychique, a retravaillé cette question du « il s'est passé quelque chose », à travers le fantasme, c'est-à-dire en posant « qu'il s'est passé » des événements psychiques, des rêves, des désirs. Dans quelle réalité, sinon dans la réalité psychique, plus que dans la réalité matérielle, mais en tout cas « il s'est passé quelque chose ». Il n'y a pas que du fantasme, il y a une limite, une bordure du fantasme. Quel que soit l'énorme travail que Freud fait du côté de la mémoire, des différentes formes d'oubli, des diverses formes de refoulement la question du traumatisme revient, sous la forme, toujours du « il s'est passé quelque chose » qui impose une certaine idée de la réalité psychique, du psychique et des opérations psychiques. Cela ne se réduit pas à de la pure mémoire, mais réinterroge la question des temporalités psychiques, des différentes structures psychiques et des événements psychiques.

La définition du psychique en tant que tel, je m'en tiens à ce mot, est profondément liée à la question du traumatique, mais il ne suffit pas de se souvenir pour que ça s'éponge. La mémoire ou la réminiscence ne réduit pas tout, il y a des effets d'après-coup, des effets de réécriture qui réinterrogent le moment du traumatique. « Il s'est passé quelque chose », mais au fond quand est-ce que ça s'est vraiment passé ? On ne sait pas, peut-être pas quand on croit que ça s'est passé, puisqu'il y a des remaniements, des réécritures, des transformations, comme Freud en a l'intuition dès la lettre 52 de la correspondance avec Fliess. Est-ce que pour autant c'est le traumatisme qui est après-coup, ou bien est-ce la notion même d'après-coup qui rappelle la permanence du traumatique dans le psychique ? Il y a quelque chose qui fait semblant de commencement, puisque le traumatique se présente toujours comme une fiction d'origine c'est même ce dont souffrent les gens qui sont traumatisés, c'est-à-dire tout commence avec leur traumatisme. Le traumatique est donc une fiction d'origine mais en même temps cette fiction d'origine, cette fausse temporalité a aussi cet effet de dévoiler les temporalités du psychique. Il y a une vie psychique qui a sa temporalité et ses rythmes propres qui se manifeste dans un travail de réécriture.

Que la psychanalyse ait voulu parfois surmonter un peu trop massivement le traumatique et le mettre de côté, il reste pourtant qu'il y a toujours eu du réel qui est venu rappeler que cette dimension traumatique perdurait et continuait à se manifester. C'était là ma deuxième remarque : la question du lieu du trauma et de la place qu'il faut faire au trauma fait partie des problèmes spécifiques que pose la reconnaissance du traumatique. Il ne s'agit pas simplement de savoir comment le reconnaître, mais de discerner où et quand il a eu lieu.

L'autre élément qui me semble important est d'essayer d'éviter que le trauma soit lui-même reconnu de façon traumatique. Aujourd'hui ce qu'on appelle la victimologie ne prend pas en considération l'effet même du traumatisme. L'effet du traumatisme, c'est que ce qui se répète c'est que le sujet est effacé en tant que tel. Je dis exprès *effacé*, dans la mesure où, d'une façon ou d'une autre, encore plus évidemment sous des formes d'agressions, de violences sexuelles, de violences politiques (criminelles, de crimes contre l'humanité, génocides), c'est bien d'une extermination, d'un effacement, et d'un effacement de la trace de ce qui a eu lieu qu'il s'agit. Ce qui est traumatique est bien souvent à la fois ce qui arrive et ce qu'on perçoit dans ce qui arrive qui sera impossible à parler, ce sera un mauvais secret, nié en même temps que cela a eu lieu. C'est un effacement qui n'est pas une violence pure, déclarée, ouverte, c'est une violence qui porte quelque chose de la négation de sa propre mémoire et de son propre effet. C'est ce qui fait que les sujets sont, en tant que sujets, traumatisés quelquefois sans proportion avec ce qui est arrivé réellement.

Cet aspect « sans proportion », c'est bien ce que Freud a remarqué tout de suite quand il a essayé de chercher le souvenir des scènes de séduction traumatiques, dans l'hystérie. Finalement, dit-il, bien souvent il n'est pas arrivé grand chose, il n'est même peut- être rien arrivé du tout, un échange de regards, deux corps qui se touchent, deux mains qui se frôlent, un geste. Pourquoi cela a-t-il eu un tel effet ? C'est à partir de cette disproportion apparente entre ce que l'on peut cerner de ce qui a eu lieu et les effets rémanents psychiques, qu'il en déduit la dimension des phantasmes. Mais on peut dire peut-être les choses autrement, car ce qui s'est passé dans ces scènes n'est peut-être pas ce qui a effectivement eu lieu et qui peut paraître sans grande conséquence, mais ce qui est apparu dans ces scènes à travers la séduction, c'est la violence potentielle d'un sujet envers un autre. C'est-à-dire que c'est au sujet qu'il est arrivé quelque chose, dans la perception d'une violence, d'un danger, d'une séduction, d'une agression, d'une haine, dont il a tout à fait pressenti la force même si elle ne s'est pas complètement exercée. C'est de cela que le sujet porte la marque, tout autant que de ce qui a eu lieu ou de ce qui n'a pas eu lieu, pour la simple raison que même si ça n'a pas eu lieu, ça peut tout à fait avoir lieu une autre fois, et cela génère donc un effet de menaces permanentes et de grands dangers.

C'est le sujet qui porte la marque de cet effacement. On sait très bien que ce que l'on a pu appeler à juste titre la culpabilité du survivant, liée à certaines violences politiques, se manifeste aussi dans le cas des violences sexuelles où le sujet s'interroge : pourquoi ai-je accepté cela ? pourquoi ai-je éprouvé certaines sensations ? pourquoi ai-je pu subir et traverser tout ça ? Il y a quelque chose d'a-subjectif dans la culpabilité. Au-delà du fait de se dire c'est de ma faute, on est coupable simplement du fait que cela nous soit arrivé.

La racine même de la culpabilité réside dans la mémoire d'un passé, dans le simple fait que ça ait eu lieu. Quelque chose de l'image du sujet, de son rapport à lui-même est définitivement entamé. La passivité de l'enfant et les sensations de plaisir qu'il peut éprouver dans son corps engendrent chez lui une idée de participation. La simple idée d'avoir survécu au traumatisme – c'est-à-dire tout simplement d'avoir vécu quelque chose, parce que tout ce qu'on a vécu on y survit – montre bien l'extrême nœud d'ambiguïté qu'il y a dans la reconnaissance du traumatisme. Il est difficile que le fait qu'une femme ait subi des violences sexuelles ou un viol, ne provoque pas un type de réflexions telles que : « si ça lui est arrivé, elle y est bien pour quelque chose », voire « si elle n'est pas morte, c'est qu'elle était consentante ».

Mourir ou subir : le traumatisme suscite énormément de violence chez les autres et chez le sujet lui-même, puisque être victime de quelque chose à quoi il survit implique l'idée d'une participation. Autrement dit, comment continuer à reconnaître du sujet là où il aurait dû disparaître ? C'est cela ce que j'appelle l'effet d'effacement du sujet par le traumatisme. C'est plus que de la culpabilité. Un sujet vient avec la mémoire de cet effacement, la mémoire de cette violence, et c'est extrêmement rare qu'il parle de ce qui a eu lieu sans porter en lui le sillage et l'ombre de cet effacement. Ce qui fait que le désir de reconnaissance du traumatisme va de pair avec sa négation. La négation du trauma, elle est toujours d'abord chez celui qui en a été l'objet et la victime.

Elle est déjà tout simplement dans le souhait que formule chacun : mais si seulement ça avait pu ne pas m'arriver ! On voit bien qu'il faut une certaine force psychique pour se souvenir d'un événement, dont on préfère évidemment qu'il n'ait pas eu lieu et que l'on n'ait pas été soi-même conscient, réveillé, dans la traversée de ce que l'on a vécu. Cet effet de négation de soi, d'effacement, de découverte de sa propre passivité, c'est-à-dire de découverte de sa complicité avec ce qui fait qu'il est encore en vie, c'est avec tout cela qu'il vient voir un analyste, dans l'ambiguïté à la fois d'effacer et de faire reconnaître. C'est cela qui est très difficile, parce qu'un aspect de la demande de guérison, de la demande de parole porte la marque d'une certaine volonté de nier le traumatique, c'est-à-dire de pouvoir l'oublier une fois pour toutes et du souhait qui naturellement l'a accompagné : que cela puisse ne jamais avoir eu lieu. Il y a quelque chose d'une horreur de soi-même portée qui se manifeste nécessairement.

Dans les rencontres qui ont lieu à la suite d'un traumatisme, bien souvent on est encore et toujours dans le temps du trauma. Si l'analyste méconnaît que le sujet est toujours dans ce temps-là, il risque, à l'intérieur de la reconnaissance elle-même de le répéter bien plus que de le dépasser. Il est extrêmement difficile quand on travaille dans ce registre-là, que la reconnaissance ne répète pas le traumatique d'une façon ou d'une autre avec la plus grande complicité du sujet. Là aussi, on se trouve devant une difficulté supplémentaire, qui est que l'érotisation du traumatisme fait partie de la symbolisation du traumatisme.

Il est fréquent que pour beaucoup d'enfants violentés sexuellement par un adulte, c'est plus au moment où le dialogue s'amorce avec les parents autour de ce qui s'est passé que dans l'événement lui-même que s'inscrit pour eux le traumatique. Cela engendre chez ceux qui les écoutent une sorte de fiction que ce qui s'est passé n'est pas bien grave et que ce sont ses parents qui sont responsables du traumatique, ce qui évidemment ne peut pas être vrai. Ce qui est vrai, c'est que c'est souvent comme ça que les enfants en parlent.

Ce que nous dit cette étrange histoire qui revient si fréquemment, c'est que quelqu'un qui raconte ce qui lui est arrivé dans un registre traumatique est toujours comme ces enfants, qui pour la première fois racontent à un autre ce qui est arrivé. Il est dans le temps du trauma, dans le temps de l'événement, et par conséquent c'est de la façon dont il va être écouté que va dépendre l'inscription ou pas du trauma dans le psychique, non pas dans l'événement mais dans ce qui, après-coup, aura pu être traumatique pour lui.

J'ai plusieurs fois expérimenté de l'embarras devant quelqu'un qui raconte des événements traumatiques, en ayant l'impression que, de les reconnaître effectivement comme traumatiques, le sujet pense que l'on n'a rien reconnu et que l'on continue à nier les choses. On ne sait pas s'il faut en rajouter ou se taire, bref l'analyste est souvent en porte-à-faux. Cela montre qu'on a beaucoup de mal à situer le lieu du traumatique, comme si c'était toujours ouvert, comme une cicatrice toujours ouverte, comme si le traumatique était toujours présent, et que par conséquent le lieu de sa reconnaissance, le lieu de son inscription est toujours potentiellement déplaçable entre différents endroits. C'est pourquoi ce qui empêche la symbolisation du trauma c'est qu'il ne soit pas érotisé, c'est-à-dire porté par des sensations corporelles, par des affects, qu'il ne soit pas l'objet d'un mode particulier d'appropriation et de mémoire. C'est là où il y a quelque chose de diabolique dans l'effet traumatique, ce n'est pas la question de l'amour de la victime pour le bourreau, c'est au-delà. On ne peut pas symboliser, c'est-à-dire se séparer de ceux avec qui on n'a pas d'abord instauré une relation, de ce que l'on ne s'est pas approprié si on ne l'a pas érotisé ce qui veut dire pour moi quelque chose de pulsionnel.

Donc il y a là une très grande difficulté, parce que c'est une diabolisation que l'on se fait à soi-même, mais il faut reconnaître qu'on y a participé autrement dit qu'on y a survécu d'une façon ou d'une autre. On en a été affecté, donc cela a été érotisé dans le plaisir, la souffrance ou l'horreur, il faut passer par ce temps pour pouvoir s'en séparer. C'est peut-être un idéal qui ne convient pas pour tout le monde, il y a d'autres processus psychiques, même si nous pouvons les considérer comme pathologiques d'un certain point de vue – la paranoïa, ou certaines formes de clivage – qui évitent d'avoir à faire cet énorme travail psychique d'appropriation, de symbolisation et de mise à distance. Mais on est là au cœur de la chose même et de très grandes difficultés. Ce sont des difficultés que les analystes ont pensées différemment, Freud avec la question du masochisme, Lacan avec l'effet d'effacement du sujet par le signifiant, mais on ne peut éviter ce genre de difficultés quand on travaille autour du trauma.

Dans la rencontre du traumatique dans une cure on est toujours dans le temps du trauma, et si on oublie cela, c'est-à-dire si on est victime de la temporalité sous son aspect événementiel, on risque de répéter le trauma avec la complicité inconsciente du sujet.

Je vais donner quelques exemples de la façon dont des analystes parlent et témoignent cliniquement de la difficulté de ce travail, c'est-à-dire en somme comment le traumatique interroge radicalement l'Autre, et déplace les frontières entre le public et le privé. Car reconnaître un traumatisme historique, c'est toujours le reconnaître socialement, il n'y a pas de reconnaissance qui s'en tienne uniquement à l'individu, au privé du sujet. Il y a une inscription publique dans la mémoire, dans les traces, et donc le thérapeutique n'est pas que singulier ni duel, il questionne l'Autre de façon incessante. Il faut créer socialement la possibilité de la mémoire dans l'espace public, pour que des sujets individualisés, isolés, traumatisés, coupables, silencieux, oublieux puissent se souvenir. Ils ont besoin que l'on aille vers eux, pour sortir du silence. Il faut cette demande de parole, qui est un aspect bien particulier du transfert, pour que ces sujets traumatisés sortent du silence. Ce que Ferenczi a dit sur la fiabilité et la sincérité de l'analyste, a été sans doute excessif du côté des sentiments, du côté du partage, de la compassion – c'est sûrement vrai dans un certain nombre de configurations cliniques – mais surtout cela témoigne que là où il y traumatisme il s'agit d'aller au-devant : il faut bien que l'analyste montre qu'il peut entendre le traumatique, et que cela met en jeu un élément du transfert qui est différent d'autres configurations. La survie de la psychanalyse est profondément liée à sa capacité à faire face à cet aspect de la mémoire qui touche au trauma.

Je vais prendre deux fragments de cure, l'un dans lequel un praticien qui a travaillé à Sarajevo fait part de la façon dont la rencontre avec certains aspects du traumatique a complètement modifié quelque chose en lui, et l'autre où un analyste témoigne de la façon paradoxale dont il a été embarqué dans la reconnaissance d'un traumatisme.

Le premier est un témoignage qui a été fait à un colloque qui s'intitule *Le traumatisme dans la culture*, qui a eu lieu à Paris il y a six ans et dont le volume est publié, auquel je vous renvoie, car c'est véritablement une somme sur cette question[1]. Je le cite :

« Ma réflexion, dit-il, a débuté il y a à peu près un an en regardant un film fait par un groupe de réalisateurs en Yougoslavie. On y voyait

---

[1]B. Doray, C. Louzoun, *Le traumatisme dans le psychisme et la culture,* Erès, 1997.

l'interview d'un soldat de l'armée serbe assiégeant Sarajevo qui avait été capturé. Il déclinait d'une voix morte la description d'une série de viols et d'assassinats qu'il avait commis. Il présentait les symptômes d'une pathologie traumatique, et en voyant ces images, j'ai pensé aux thérapeutes de Sarajevo, et par une identification confraternelle, je me suis demandé ce que je ferais moi-même si j'avais ce criminel comme patient. Est-ce que je trouverais en moi assez d'humanité pour reconnaître dans ses actes un caractère humain, et pour considérer que sa parole, comme toute parole humaine, mérite qu'on essaie de l'entendre ? En y réfléchissant, j'ai réalisé que le moment où mon intérêt pour lui en tant que personne humaine est tombé, c'est celui où je me suis rendu compte avec un certain sentiment d'horreur qu'il parlait avec des mots très ordinaires de ce qu'il avait fait avec ses victimes. Il employait à peu près les mots d'un jeune homme qui raconterait comment il a invité des jeunes filles au bal. Je réalise seulement maintenant que quelque chose avait dû se communiquer de l'effroi de ces victimes à la jouissance de leur bourreau et du dire du bourreau au trouble du spectateur du film. Il n'existe pas vraiment de mots pour décrire de l'intérieur des situations traumatiques et c'est la raison pour laquelle le trauma crée un clivage dans l'identité psychique de celui qui écoute. C'est un corps étranger flottant. Tous les analystes ont vécu le trauma comme corps étranger, flottant car il n'a pas sa place dans le système des représentations ordinairement communicables. »

C'est donc un thérapeute qui se trouve entendre quelqu'un qui a été un bourreau, et qui avoue qu'il a le plus grand mal à travailler avec lui car il ne reconnaît plus son humanité, et ne sait plus comment penser.

Il dit : « J'ai eu l'occasion de parler de cela avec une collègue psychologue qui travaille auprès d'enfants réfugiés dans une autre contrée de l'ancienne Yougoslavie. Elle a eu une réaction émotionnelle très forte, et m'a raconté comment tous les ressorts de son engagement professionnel avaient cédé d'un coup en une seule occasion. »

Tous ceux qui ont travaillé avec des éléments traumatiques disent ce que dit Ferenczi à sa façon : « On ne peut pas écouter des éléments traumatiques forts sans être renvoyé à son propre rapport au trauma. » Et je dirai même qu'à mon avis, il n'y a que l'analyste qui peut repérer le traumatique, pas le patient. C'était la position radicale de Ferenczi. Le patient, en tant que patient dans sa cure, a le plus grand mal à nommer ce qui est traumatique, et la reconnaissance du traumatique pour Ferenczi était uniquement dans la parole de l'analyste.

« On lui avait demandé un conseil sur la manière de s'occuper de bébés fous qu'on avait retrouvés dans un village abandonné. Ils avaient été torturés de manière cruelle et hurlaient en voyant un visage d'adulte. Comme ils n'avaient pas encore de langage, ces traces de tortures étaient le seul témoignage de ce qu'ils avaient subi. Cette collègue pensait bien qu'il fallait commencer par imaginer la scène, ou des adultes torturent des bébés pour réinscrire l'histoire de ces enfants dans le monde des actes humains. Mais elle ne supportait pas de produire une telle scène dans son imagination, et c'est la raison de l'effondrement de sa position professionnelle dans cette occasion. »

Elle a l'honnêteté de le dire. On dit qu'il faut que l'analyste imagine, construise dans l'analyse, c'est-à-dire qu'il puisse s'imaginer des scènes et supporter de se les représenter, mais surtout ne pas être trop effrayé à l'idée de savoir à qui il s'identifie inconsciemment, dans les scènes qu'il imagine. En général, la place du thérapeute travaillant sur les séquelles des situations traumatiques est difficile à tenir, car il doit accepter à l'intérieur de lui des choses que non seulement la morale ordinaire réprouve mais qui sont difficiles tout simplement à imaginer. Dans certains cas cela peut être tout à fait impossible, parce que le thérapeute se trouve menacé d'être lui-même clivé par la réalité traumatisante. A partir de cette remarque on peut se poser la question de savoir de quels alliés dispose ce thérapeute pour tenir une position aussi difficile, c'est-à-dire de ne pas répéter le traumatisme dans ce nouveau sens du terme, c'est-à-dire d'être traumatisé lui-même par ce qu'il écoute et d'être de ce fait sidéré.

Trois recours s'offrent à lui. Le travail théorique permet de régler cette distance personnelle avec la réalité bouleversante du traumatisme. Les relais communautaires permettent la reconnaissance collective de cette réalité, car il n'y a pas de traumatique sans qu'il y ait une convocation du collectif, sous le mode de l'histoire, de la cité, et de la communauté professionnelle. Ici c'est vraiment le point où un analyste ne peut travailler seul et où la question du contrôle prend tout à fait une autre valeur. Et puis, il y a le rôle des institutions, et en particulier de la justice, qui permettent de dire la dimension de la transgression et de rétablir le pouvoir de la loi normale quand c'est possible. Enfin, il y a le travail que les patients font sur eux-mêmes.

Un deuxième type d'exemples montrera comment l'analyste réagit de façon totalement différente selon les cas et que, là où il y a traumatisme, l'analyste est pris d'une façon bien particulière. Le premier exemple est celui d'une patiente qui, après de nombreuses séances de silence gêné, finira par dire qu'elle est venue en analyse à cause des relations incestueuses avec son père. Elle évoquera à mesure qu'elle prendra confiance, des scènes répétitives vécues avec son père dans une cave, où il l'obligeait à des pratiques sexuelles diverses et dont elle n'avait jamais encore parlé à personne. Cela avait duré plusieurs années jusqu'à sa puberté sans qu'apparemment personne de la famille ne s'en doute. Le silence et la complicité étaient donc de fait. Au fur et à mesure des séances et durant plusieurs années elle répétera ce récit, revenant sur les lieux, évoquant les détails sans jamais pouvoir parler de son père autrement qu'à partir de ces scènes. Chaque fois qu'elle replongeait dans ce récit, elle était prise d'une excitation diffuse dont elle ne pouvait rien dire. Tout événement qui lui arrivait était rapporté à ses souvenirs de la cave, comme si cet endroit était le seul lieu pour accueillir toutes les expériences ultérieures, le seul lieu où elle pouvait penser sa vie. C'était sa fabrique d'une fiction d'origine, comme si tout avait commencé à ce moment-là, et pourquoi pas sa propre histoire, comme s'il n'y avait rien avant. Cela engendre cet effet pervers, qui est que l'on pourrait devenir les enfants du traumatisme beaucoup plus que ceux de sa généalogie. Il y a là quelque chose de structural qui se constitue et s'installe dans cette cure où finalement, plus le trauma est remémoré, plus il devient excessivement organisateur de tout et la référence obligée, absolue. La nomination et les interventions de l'analyste ne changeaient rien à cet état des choses. Un jour l'analyste, n'y pouvant plus se sentant pris au piège de ce récit répétitif qui ne débouchait sur rien d'autre, lui dit brusquement : « J'en ai assez de cette cave, je n'en peux plus. » Silence. La patiente dit : « C'est exactement ce que je n'ai pas pu dire à mon père. Vous avez dit ce que je ne pouvais pas dire, c'est moi qui viens de parler. » Ce qui est extraordinaire, c'est que tout le monde est dépassé, il y a comme une sorte de clivage de la dénonciation. Bien que cette femme ait pu se souvenir, répéter, témoigner, c'est comme si elle n'avait toujours pas dit : « Je n'en peux plus. » Il a fallu que quelqu'un sans concertation le dise dans ce temps-là, à sa place, pour qu'elle puisse se l'approprier, elle. Ce qui dit bien que le trauma continue, parce qu'il y a une part du sujet qui ne peut toujours pas dire non. Il faut bien que l'analyste dise non, d'une façon qui soit sincère, pour parler comme Ferenczi, d'une façon qui soit fiable. Que dit l'analyste à ce moment-là ? Il aura fallu des années de répétition pour en être vraiment affecté, pour que quelqu'un, enfin, n'en puisse plus. Il aura fallu un affect ressenti, infligé à l'analyste dans le ici et maintenant, pour que cela devienne analysable et pensable. Ensuite il y a eu émergence de fantasmes, puis chagrin, et puis tout ce qui se passe habituellement dans une analyse... Ce qui est intéressant dans cet exemple, c'est qu'il faut que ça se répète pour que ça s'inscrive. On ne sait pas combien de temps il faut que ça se répète, et puis il y a un moment où cette répétition délivre si l'on peut dire autre chose. A ce moment, il faut une énonciation de l'analyste qui installe ces événements traumatiques dans une mémoire de la cure, donc qui instaure un passé de la cure. C'est ce passé de la cure, c'est-à-dire l'histoire de l'analyse qui permet à l'autre passé de devenir effectivement aussi passé.

J'évoquerai enfin un second exemple, celui d'une jeune femme qui vient demander de l'aide parce qu'elle torture son enfant. Cela lui est intolérable, mais c'est plus fort qu'elle lorsque ces crises de violence la saisissent. Là aussi, le trauma se signale en se répétant. Ce qu'elle raconte est épouvantable, c'est une tortionnaire, elle fait horreur. Sur le moment personne ni rien ne peut l'arrêter. L'enfant lui avait été momentanément retiré. Elle n'avait pas supporté la séparation ni la déchéance de son rôle de mère, et avait fait plusieurs tentatives de suicide. L'analyste a, d'emblée et à sa grande surprise, éprouvé pour cette mère une affection vive et constante. Sans doute avait-il déjà perçu en elle l'enfant perdu. Très vite en effet, cette mère avait dit qu'elle avait perdu sa propre mère à l'âge de 2 ans. Elle avait été élevée par des tantes célibataires avec beaucoup de douceur et d'attention, son père s'était remarié, elle le voyait, mais leurs rapports étaient distants. Elle n'avait aucun souvenir de sa mère, et elle-même avait été un enfant sans problèmes. Très tôt elle avait eu envie d'avoir des enfants et mariée avait été comblée quand elle avait su qu'elle attendait une fille. Elle avait préparé le trousseau de sa fille avec amour et lui chantait durant sa grossesse : « Ma fille, tu marcheras sur des pétales de roses. » Il n'en fut rien. Dès la naissance, le bébé avait dû subir une intervention chirurgicale sans gravité, puis il avait eu une série de maladies. Elle n'avait jamais imaginé cela. Où se situe le trauma là-dedans ? On ne sait pas. Cette mère si aimante se mua en tortionnaire et se mit à battre sa fille dès qu'elle l'entendait pleurer. La petite pleura de plus en plus, reçut en conséquence de plus en plus de coups. La mère frappait pour ne plus entendre les cris. Elle voulait un enfant heureux. Elle avait lutté mais en vain, jusqu'à ce que son mari ne s'en rende compte et que l'on mette l'enfant à l'abri de sa folie. Tout s'était écroulé, et elle se disait que cela avait à voir avec la perte de sa propre mère, mais c'était sans effet. Sa capacité à contenir la détresse de sa fille était nulle. La cure, apparemment, ne produisait rien. Elle ne pouvait soutenir sa place de mère, parce qu'en réalité sa fille incarnait son rapport à la mère réelle morte. Le malheur de l'enfant, ses maladies faisaient surgir chez la patiente l'angoisse folle de la perte. Dès que l'enfant pleurait, la mort réelle était au rendez-vous et aucun souvenir, aucun imaginaire ne venait faire barrage ni différence. L'importance de l'imaginaire dans les séances est essentielle quand il s'agit du traumatique, c'est même la condition, c'est la terre d'accueil de l'inscription du traumatisme. C'est l'utopie d'une terre où on pourra inscrire, ce dont pour le moment on se souvient sans s'imaginer que ça pourra se mettre quelque part. Il n'y avait aucune pensée de la différence entre sa mère, elle-même et sa fille. La violence seule faisait bord entre la vie et la mort au risque de donner la mort. Tout cela elle le disait, elle l'avalisait, mais sa violence restait intacte dès qu'elle entendait pleurer l'enfant. Un jour, l'analyste commit ce qui lui parut l'irréparable : il l'oublia. Une heure plus tard, par hasard en passant devant, il s'aperçut de son oubli. Elle était là, attendant, immobile recroquevillée, misérable, blême, la détresse même. Il avait à son insu répété le crime. Il s'excusa, mais rien ne put changer son sentiment d'abandon. La patiente dit : « Rien ne sera plus comme avant. » Malgré cela, elle continua pourtant à venir. L'analyste était dans l'embarras, jusqu'à ce qu'un jour elle trouve elle-même l'issue. L'accusant une fois de plus de l'abandon, elle remarqua que c'était sans doute ainsi qu'elle avait dû se sentir, après la mort de sa mère – cela, l'analyste l'avait déjà évoqué, mais en vain – mais elle poursuivit : « Si seulement je pouvais vraiment retrouver ce moment ! »

A ce moment-là, l'analyste lui proposa d'imaginer ensemble cet enfant abandonné, à partir de ce qu'elle venait d'éprouver. Peu à peu, avec les mots de l'un et de l'autre, naquit ainsi une scène de fiction qui permit que la détresse ne la mette plus dans le même état d'affolement. Très vite, elle put envisager de reprendre sa fille et finalement la reprendre sans que ses pleurs la rendent violente. Son rapport à sa fille s'est détraumatisé par la dramatisation de sa relation transférentielle. L'acte manqué de l'analyste avait été le déclencheur de la possibilité d'une représentation d'une scène traumatique, scandant le temps en un avant et un après, permettant que quelque chose commence et que cette origine du traumatique ne sature pas tout commencement, ne dévore pas tout commencement. Autre chose avait fait commencement, quelque chose qui soit transférable. Elle s'est servie de l'acte manqué malheureux – mais sans doute induit – pour figurer la perte de sa mère à un âge dont elle ne pouvait garder le souvenir. La fiction transférentielle a fait lien entre les différents moments psychiques de l'enfant et de l'adulte. La conclusion de ces deux histoires amène à poser la question de la nécessité de revisiter la scène du trauma, soit à partir d'une invocation soit à partir d'une construction. Le propre du trauma et la mise en congélation de l'imaginaire rendant impossible le sens et par là le passage à une signification langagière, malgré le fait qu'un sujet parle et en parle.

On voit bien à travers ces exemples que la condition minimale du souvenir du traumatisme – car il faut se souvenir de quelque chose pour pouvoir l'oublier – et de son oubli supposent qu'il y ait une histoire de la relation transférentielle. Dans bien des cas – peut-être toujours –, l'analyste, justement parce qu'il occupe le lieu de l'Autre, est impliqué lui-même dans quelque chose qui le dépasse, qui le surprend, quelque chose qui fait événement pour qu'il y ait du temps qui commence et qui soit généré. Il semble bien que c'est à la seule condition que quelque chose se passe au lieu de l'analyste que la guérison du trauma puisse être crédible pour le patient. Comme si en somme l'effet du trauma avait été de tuer quelque chose du grand Autre, une mère morte, un parent disparu, un lien de peuple qui n'existe plus, et que quelque chose devait se réincarner de ces croyances-là, même si ce sont des croyances imaginaires. Croyance qu'une mère sera toujours là, qu'un peuple sera toujours là, etc. Il faut que quelque chose se réincarne, justement parce qu'on n'a pas pu y croire, pour que le temps de nouveau s'embraye et que l'analyse socialement et politiquement la réincarne.

Table des matières

PSYCHOLOGIE / PSYCHANALYSE / PSYCHIATRIE / HISTOIRES DE VIE

à l'Harmattan

L'ACTIVITÉ PSYCHIQUE. De la psychiatrie à une théorie de la connaissance
MARCHAIS Pierre
L'activité spécifique de l'homme est de pouvoir penser. Mais qu'est-ce que penser? Penser, c'est cette activité de l'esprit qui crée des formes et des liens, et qui fonde ainsi les connaissances. Quels sont ces formes et ces liens? Comment le sujet organise-t-il le milieu dans lequel il se trouve? Par quelles opérations donne-t-il un sens aux choses? Voilà ce qu'expose le nouvel ouvrage du Dr. Pierre Marchais, qui s'appuie sur les données de la psychiatrie en les comparant à celles des autres disciplines.
(Coll. Psychanalyse et civilisations, 27 €, 304 p) *ISBN 2-7475-5074-5*

ADDICTION. Ce monde oublié
DUBOIS Thierry
Pendant huit années l'auteur a pris en charge, dans un cadre de Médecine Générale et également en cure analytique, un certain nombre d'addictifs-toximanes aux drogues dures et à l'alcool. Le fruit de ces expériences et de ces accompagnements a permis d'approcher et clarifier de nombreux modes de fonctionnements et d'éléments structurels chez ces patients qui, dans la majorité des cas, auront réussi à sortir vers un Extérieur d'eux-mêmes et se re-socialiser. Il existerait pour ce praticien une nécessité à reconsidérer l'addictif-toxicomane tout comme la notion d'Addiction.
(Coll. Psychanalyse et civilisations, 14.50 €, 159 p) *ISBN 2-7475-6818-0*

L'AMOUR ET HOMMAGE À ALBERT CAMUS
PORTNOY LANZENBERG Sylvie
Ce qui rend notre condition absurde, ce n'est pas tant la mort individuelle face à laquelle on ne peut rien ; c'est la malfaisance humaine qui met à l'agonie notre être relationnel libre de l'ego en l'emprisonnant dans des rapports de domination et de possession. Ce qui rend la vie humaine insensée, c'est notre imaginaire toute-puissance qui met à mort l'espoir et le réconfort du relationnel atemporel présent dans l'amour sachant échapper aux rapports de pouvoir.
(17.50 €, 93 p) *ISBN 2-7475-6208-5*

ANTHROPOLOGIE DES RELAXATIONS
Des méthodes modernes de loisirs, de soin et de gestion personnelle ?
HEAS Stéphane. Préface de Eliane PERRIN
Les méthodes psychocorporelles sont foison. Elles semblent se multiplier depuis quelques années en Europe. Les héritages occidentaux mais aussi orientaux des méthodes de relaxation et autre techniques de détente sont trop souvent sous estimés. Les analyses sociologiques et anthropologiques développées précisent à la fois les ressorts intimes agissant dans les séances de relaxation, mais aussi leurs dynamiques sociales et plus précisément professionnelles à l'interstice des milieux médicaux, éducatifs, ludiques, etc.
(Coll. Mouvement des Savoirs, 34 €, 426 p) *ISBN 2-7475-6823-7*

ASPECTS CLINIQUES ET PRATIQUES DE LA PRÉVENTION DE L'AUTISME
CAHIERS DE PREAUT *sous la direction de Graciela C. CRESPIN*
Ce premier numéro des cahiers de PREAUT ouvre une série de publications avant tout destinées aux professionnels de la prévention, de l'accueil et du soin des enfants autistes, ainsi qu'aux accompagnants de leurs familles. Les différentes interventions de ce numéro abordent les questions posées par l'autisme sur les plans clinique, thérapeutique, institutionnel et social, sans oublier de donner la parole aux familles sur les difficultés qu'elles rencontrent, afin d'ouvrir le débat et la concertation entre parents, professionnels et décideurs.
(Coll. Psychanalyse, médecin et société, 14.50 €, 163 p) ISBN 2-7475-6074-0

AUTOPSIE D'UN FANTÔME
DINTRICH Carmen
La théorie du fantôme de Nicolas Abraham postule qu'un traumatisme peut passer, sans jamais être formulé, de l'inconscient d'un parent à celui de son enfant. Pourquoi Victor est-il traversé par l'idée d'étrangler sa femme que pourtant il adore ? Pourquoi Juliette collectionne-t-elle les pianos ? Cet ouvrage tient à la fois du roman autobiographique et de l'enquête psychanalytique. A travers divers cas dont le sien, l'auteur illustre une fascinante théorie qui pourrait modifier profondément la manière de comprendre notre comportement.
(Coll. Psychanalyse et civilisations, 12.50 €, 132 p) ISBN 2-7475-6850-4

BIBLIOGRAPHIE DES ÉTUDES GIRARDIENNES
en France et en Italie
CASINI Federica
Voilà le premier ouvrage bibliographique dédié à l'oeuvre du penseur français et aux études consacrées à la théorie mimétique, ou qui s'en inspirent, publiées en France, en Italie et dans les pays francophones pendant ces quatre décennies. Il s'agit d'un outil pratique et exhaustif pour s'orienter dans ce vaste débat pluridisciplinaire, indispensable à tout chercheur en sciences humaines et à tout lecteur soucieux de s'informer sur un des plus riches paradigmes de la recherche actuelle.
(Coll. Crise et anthropologie de la relation, 17.50 €, 205 p) ISBN 2-7475-5977-7

DE CHAIR ET DE SENS
À la reconquête d'une parole mutilée
GERARD JEAN-JACQUES, BERGIER BERTRAND
Enfant des cités d'urgence, enfant victime de la maltraitance familiale, bagarreur, complice d'un hold-up à 14 ans, Jean-Jacques Gérard devient cadre commercial. Marié, deux enfants, il se retrouve en faillite tant d'un point de vue familial que professionnel. Son fils meurt , victime d'un double crime, violé puis tué. Prenant le contre-pied de la désespérance et de la haine, Jean-Jacques Gérard devient psychothérapeute et se spécialise en victimologie. Bertrand Bergier est ici un universitaire qui s'efface pour laisser place au témoignage recueilli et nous donner une parole de chair et de sens.
(Coll. AU-DELA DU TEMOIGNAGE, 11 €, 100 p) ISBN 2-7475-5940-8

LES CHEMINS DE LA LIBIDO
EMELINA Jean
Aujourd'hui le sexe est partout : dans nos rues, sur nos pages, sur nos écrans ; partout, un marché florissant, une prostitution en expansion, de l'érotisme de plus en plus "hot", du "X" de plus en plus "hard". C'est le fait de société le plus spectaculaire depuis la fin du XXe siècle. Pourquoi ce déferlement ? Comment se fait-il que la brève, l'épisodique, la pudique fonction de reproduction, coupée de ses fins, ait acquis en un demi-siècle cette publicité, cette hégémonie ?
(Coll. Sexualité humaine, 23 €, 259 p) *ISBN 2-7475-6481-9*

CONTRIBUTION À L'ÉTUDE DES ACCIDENTS MENTAUX CHEZ LES HYSTÉRIQUES (1893)
JANET Pierre
Introduction de Serge NICOLAS
Cet ouvrage est la thèse de médecine sur l'hystérie soutenue en 1893 par Pierre Janet. Pour lui, l'hystérie est une maladie mentale caractérisée par des symptômes moraux ; le principal est un affaiblissement de la faculté de synthèse psychologique avec rétrécissement du champ de la conscience. L'hystérie est ainsi une forme de désagrégation mentale caractérisée par la tendance au dédoublement permanent de la personnalité, une idée que Freud et Breuer défendait la même année (1893).
(27 €, 300 p) *ISBN 2-7475-7381-8*

LE CORPS ET LA PEINE DES HOMMES
BENOIT Pierre,
préface de Jean PERROY
Tout au long de sa vie d'homme, de médecin, de psychanalyste, Pierre BENOIT (1916-2001) n' a cessé de se laisser interroger par la question de la souffrance. Reconnaître l'humain dans sa spécificité, au cœur même des processus en jeu dans le corps de celui qui souffre, comme à toutes les étapes du processus de l'hominisation et de l'humanisation, tel a été son projet. Observant que "la peine des hommes" n'est jamais dissociée des réalités langagières à l'œuvre au sein même du corps, il fut conduit à privilégier ce qui jamais ne manque dans les relations humaines : les effets de transfert.
(Coll. Psychanalyse et civilisations, 38 €, 490 p) *ISBN 2-7475-6904-7*

LA CRISE DE LA PSYCHOLOGIE À L'UNIVERSITÉ EN FRANCE
1. Origine et déterminisme
JALLEY Emile
Il existe aujourd'hui un contraste entre la vitalité expansive de la psychologie en dehors de l'université et sa situation critique à l'intérieur de l'université. A propos de cette "crise de la psychologie à l'université", deux ouvrages répondent au même titre mais avec des angles différents. Dans ce premier volume, on s'interroge sur le réseau des toutes premières raisons historiques d'une telle crise dès 1945 puis 1968, jusqu'en 1990.
(Coll. Questions contemporaines, 39 €, 530 p) *ISBN 2-7475-6400-2*

LA CRISE DE LA PSYCHOLOGIE À L'UNIVERSITÉ EN FRANCE
2. Etat des lieux depuis 1990
JALLEY Emile
Il existe aujourd'hui un contraste entre la vitalité expansive de la psychologie en dehors de l'université. La formation universitaire des psychologues fonctionne aujourd'hui dans une institution de structure "dissymétrique", construite au détriment durable de la psychologie clinique, et largement inadaptée aux besoins réels de la demande sociale. Dans ce second volume, on étudie les mécanismes actuels de la crise de la "Psychologie à l'université" depuis les années 1990.
(Coll. Questions contemporaines, 39 €, 514 p) *ISBN 2-7475-6401-0*

LE DÉCLIN DU MODÈLE OEDIPIEN
RUBIN Gabrielle
Nos systèmes sociaux, religieux et familiaux sont organisés suivant un modèle oedipien, c'est-à-dire hiérarchique et vertical : au pinacle, Dieu le Père règne sur l'Univers. Un cran plus bas se tient le roi (le Pape, l'empereur), qui régente la nation et enfin le père. Cette organisation semble disparaître au profit d'un modèle fraternel-horizontal car, la marche de la société se calque sur celle de l'enfant : pour elle aussi, il y a eu une Déesse mère à l'aube de l'histoire, remplacée ensuite par Dieu le Père. Verrons-nous le modèle d'identification des enfants ne plus être le père mais l'assemblée des frères ?
(Coll. Etudes psychanalytiques, 14.50 €, 158 p) *ISBN 2-7475-6984-5*

LA DÉPRESSION
Approche cognitive et comportementale
KLEFTARAS Georges
Le but de ce livre est de donner au lecteur d'une part une vision claire et complète de la dépression aussi bien en ce qui concerne les symptômes, qu'en ce qui concerne l'épidémiologie et la classification, d'autre part, une revue critique et surtout une valorisation des théories contemporaines qui essaient de comprendre et d'expliquer ce trouble.
(Coll. Psychologiques, 21.50 €, 255 p) *ISBN 2-7475-6230-1*

DEVENIR DES PROCESSUS PUBERTAIRES
Dans les cures de jeunes adultes
DE CHAUVELIN Christine
A partir de cures d'adolescents et de jeunes adultes, l'auteur met en lumière la fulgurance des processus pubertaires, souvent restés inachevés. Par leur courage et leur endurance ces jeunes analysants retravailleront les processus bloqués pour accéder enfin à la subjectivité. Reprendre le travail d'adolescence semble indispensable et très fructueux pour l'avancée, puis le dénouement de la cure psychanalytique.
(Coll. Psychologiques, 16 €, 174 p) *ISBN 2-7475-6217-4*

LE DÉVELOPPEMENT DE L'INTELLIGENCE CHEZ L'ENFANT

Oeuvres choisies III (1908)

BINET Alfred, SIMON Théodore. Introduction de Serge NICOLAS

La première version du test d'intelligence inventée par Alfred Binet (1857-1911) et Théodore Simon (1873-1961) date de 1904-1905. Conçue pour permettre un diagnostic rapide d'arriération, elle était peu précise et ne comportait aucune indication d'âge. Par la suite, Binet va adapter son échelle aux enfants des écoles. Cette échelle eut une renommée mondiale ; après avoir été traduite et adaptée, elle fut employée dans de nombreux pays.

(Coll. Encyclopédie psychologique, 12.20 €, 94 p) *ISBN 2-7475-6987-X*

LA DOUBLE INSCRIPTION

Anthropologie et psychanalyse : réflexions

BARRY Aboubacar

L'idée d'une double inscription est présente dans les mythes d'origine des sociétés africaines, chaque ethnie affirmant que ses ancêtres sont venus d'ailleurs ; en général, ils étaient d'une autre ethnie et ont fondé celle-ci en s'établissant au lieu où vit le groupe actuellement. La première partie de ce livre propose une interprétation symbolique de cette théorie de la double origine du groupe. La seconde partie porte sur des "données" dont on peut déduire une conception de l'identité humaine construite à partir d'une représentation biologique de l'homme.

(Coll. psychanalyse et civilisations, 12 €, 124 p) *ISBN 2-7475-5624-7*

ECRITS SUR L'APHASIE (1861-1869)

BROCA Paul. Introduction et textes réunis par Serge NICOLAS

Paul Broca (1824-1869) fut un grand explorateur du cerveau et celui qui a découvert le siège de l'aphasie. L'objectif de l'ouvrage est de donner des repères historiques inédits sur la découverte du siège de l'aphasie et de permettre au lecteur l'accès aux articles originaux de Broca. Dans une première partie, sur la base de documents de l'époque, ce livre décrit l'histoire détaillée de cette découverte médicale. Dans une seconde partie, l'ouvrage rassemble pour la première fois toutes les publications originales de Broca sur la localisation cérébrale du langage articulé.

(Coll. Encyclopédie psychologique, 16,80 €, 187 p) *ISBN 2-7475-5925-4*

L'ÉLABORATION DU PREMIER TEST D'INTELLIGENCE

Œuvres choisies II

BINET Alfred, SIMON Théodore. Introduction par Serge NICOLAS

Il y a maintenant un siècle que le premier test d'intelligence a été élaboré par Alfred Binet (1857-1911) avec son collaborateur Théodore Simon (1873-1961). C'est pour dépister les enfants arriérés et distinguer avec le minimum d'erreurs entre les retards dus à un déficit d'intelligence et les retards dus aux conditions défavorables du milieu et de la scolarité que Binet a construit son test dont la première version fut publiée en 1905. Ce livre présente et analyse dans une perspective historique les écrits constitutifs de la première version du test d'intelligence. La suite est consacrée à la réédition de leurs premiers articles.

(Coll. Encyclopédie psychologique, 18.30 €, 336 p) *ISBN 2-7475-5236-5*

L'ENFANT DU DÉSIR. Paroles de femmes, paroles de mères
FOUREZ Marie-Thérèse
Grâce à une analyse de multiples situations de grossesse aboutissant à des demandes d'IVG, l'auteure nous montre combien le désir inconscient d'enfant s'exprime si la femme est écoutée dans son histoire affective et dans ses relations psychosociales. Chacune d'entre elles se découvre, à travers cette situation de crise, dans son désir profond d'exister, dans son identité sexuelle et même dans son ambivalence. L'auteur interroge le vécu conflictuel des couples, le décalage entre désir sexuel et désir d'enfant, les rapports entre l'amour et la haine dans la fusion mère-enfant....
(Coll. Psychanalyse, médecine et société, 24 €, 276 p) *ISBN 2-7475-6397-9*

L'ENGRENAGE DE LA VIOLENCE
L'escalade vers la violence dans les relations interpersonnelles
BAILLEUX Jean-Marc
Comment les différents dysfonctionnements de la communication sont-ils des précurseurs de l'acte violent, et quel engrenage mène ces dysfonctionnements à la violence ? S'appuyant sur la théorie systémique de la communication, l'ouvrage présente le concept de passage à l'acte comme outil de discrimination entre communication et violence. Il souligne la coresponsabilité des partenaires dans la construction d'une relation, aussi dysfonctionnelle soit-elle. Une étude qui concerne les relations interpersonnelles privées, et les relations entre groupes humains : la géopolitique.
(Coll. Questions contemporaines, 26.50 €, 300 p) *ISBN 2-7475-6195-X*

L'ÉNIGME TESTAMENTAIRE DE LACAN
DAL-PALU Bruno
Quelque temps avant sa mort, Jacques Lacan résumait sa vie au service de la psychanalyse en ces termes : "Je suis un traumatisé du malentendu. Comme je ne m'y fais pas, je me fatigue à le dissoudre. Et du coup, je le nourris." Il faisait notamment allusion au "mal-entendu" qui avait accueilli sa dernière théorisation, celle qu'il a transmise dans son enseignement sous la forme du nouage borroméen des registres du Réel, du Symbolique et de l'Imaginaire, véritable énigme testamentaire léguée à la psychanalyse.
(Coll. Etudes psychanalytiques, 28.50 €, 334 p) *ISBN 2-7475-5879-7*

L'ENJEU SYMBOLIQUE. Islam, christianisme, modernité. Interprétation psychanalytique des fondements religieux et idéologiques et de leurs conflits
HERVOUËT Véronique
Si le retour sur la scène publique du discours identitaire et religieux laisse percevoir une fracture entre modernité et tradition, celle-ci n'est qu'apparente. Interrogeant les religions issues du judaïsme - islam, catholicisme, protestantisme - l'auteur recense et interprète les spécificités qui ont contribué à différencier leur destin. Il ressort de cette investigation, qui remonte jusqu'aux fondements des sociétés humaines, que les archaïsmes sacrificiels sont toujours opératoires dans les sociétés contemporaines.
(Coll. Psychanalyse et civilisations, 30 €, 290 p) *ISBN 2-7475-7067-3*

629208 - Novembre 2015
Achevé d'imprimer par

1livre.com
du rêve à la réalité !

Made in the USA
Monee, IL
04 November 2026

67384353R00079